August Roth

Die Entlarvung der Simulation von Blindheit und Schwachsichtigkeit

Verlag
der
Wissenschaften

August Roth

Die Entlarvung der Simulation von Blindheit und Schwachsichtigkeit

ISBN/EAN: 9783957008374

Auflage: 1

Erscheinungsjahr: 2016

Erscheinungsort: Norderstedt, Deutschland

Hergestellt in Europa, USA, Kanada, Australien, Japan
Verlag der Wissenschaften in Hansebooks GmbH, Norderstedt

Cover: Foto ©Helene Souza / pixelio.de

Über Simulation

von

Blindheit und Schwachsichtigkeit

und

deren Entlarvung.

Von

K. Wick

Oberstabsarzt.

———

Zweite Auflage, bearbeitet von

A. Roth

Generaloberarzt.

———

==== Mit 32 Abbildungen. ====

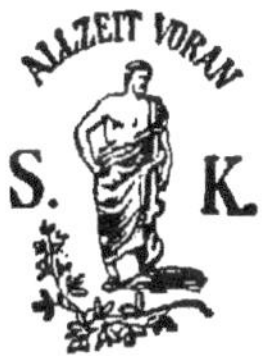

BERLIN 1907

VERLAG VON S. KARGER

KARLSTRASSE 15.

Vorwort zur zweiten Auflage.

Die erste Auflage, das Ergebnis einer Anregung des Herrn Geh. Medizinalrat Professor Dr. Hermann Kuhnt und diesem gewidmet, hat dem leider zu früh verstorbenen Verfasser viele Anerkennung eingetragen. Seine Arbeit war und blieb bisher das vollständigste Orientierungsmittel — nicht nur in der deutschen Literatur. Vom Herrn Verleger mit der Bearbeitung einer zweiten Auflage betraut, habe ich die Literatur seit 1900 berücksichtigt, sowie der Übersichtlichkeit wegen hier und dort Kürzungen und Umstellungen vorgenommen. Endlich glaubte ich die praktische Brauchbarkeit des Buches durch einige einleitende Bemerkungen fördern zu können.

April 1907.

A. Roth.

Vorwort zur ersten Auflage.

Die nachfolgende Arbeit ist soeben in der Zeitschrift für Augenheilkunde zum Abdruck gelangt. — Zufolge an mich ergangener Aufforderung lasse ich dieselbe hierdurch auch als Monographie erscheinen. — Ich habe mich bemüht, alles über den vorliegenden Gegenstand bisher Veröffentlichte übersichtlich zusammenzufügen und nach den gemachten Erfahrungen kritisch zu bewerten.

Oktober 1900.

K. Wick.

Inhalts-Verzeichnis.

Seite

Vorwort.

Einleitung 1

Regeln für die Untersuchung bei Simulationsverdacht . 4

I. Simulation von Sehschwäche eines oder beider Augen, jedoch nur bis zu dem Grade, daß noch das Erkennen gewöhnlicher Sehproben, wenn auch nur der größeren, zugegeben wird . 7

  1. Prüfung des Sehvermögens mit verschiedenen Sehproben 7

    Verwechselungsproben (Adler, Roth), Apparate zur Sehschärfenbestimmung (Carl, Becker), Optometer.

  2. Prüfung des Sehvermögens in verschiedenen Entfernungen 9

    Täuschung des Untersuchten über die Entfernung der Sehproben mittelst Röhren (Ruete, Nieden, Specht), mittelst Spiegel (Pelzer, Barthélémy, Helmboldt)

  3. Prüfung des Sehvermögens zu verschiedenen Zeiten 13

    Roth's Sehproben-Beleuchtungsapparat, Kröger's Sehproben-Tafeln.

  4. Prüfung des Sehvermögens unter Benutzung von Gläsern 14

    Wilhelmi, Vorhalten stärkerer Konvexgläser, Anwendung eines Feldstechers.

  5. Wiederholte Aufnahme des Gesichtsfeldes unter verschiedenen Bedingungen . 15

    Schmidt-Rimpler, Nieden.

  6. Prüfung des Sehvermögens mittelst des diagnostischen Farbenapparates von Wolffberg . 17

  7. Prüfung des Lichtsinns (Groenow) 18

II. Simulation von Blindheit oder hochgradiger Schwachsichtigkeit eines Auges 19

  A. Objektive Untersuchungsmethoden.

  1. Prüfung der Pupillenreaktion auf Lichteinfall . 19

    Nomenklatur nach Heddaeus, Verwertung der verschiedenen Prüfungsergebnisse.

2. Prüfung der binokularen Fixation 21
    Knapp, Welz, A. Graefe.
3. Vorschlag von Berthold 24
4. Vorschlag von Baudry 24
5. Vorschlag von Bastier 25

B. Subjektive Untersuchungsmethoden.
1. Verwendung der gewöhnlichen Brillengläser des
   Brillenkastens 27
    a) Plane oder sphärische Gläser 27
       Schenkl, Silex, A. Graefe, Segal, Baroffio.
    b) Zylindrische Gläser 28
       Jackson, Kugel, Lippincot.
2. Verwendung farbiger Gläser und farbiger Buchstaben 29
    Snellen, Rava, Stoeber, Dujardin, Bravais, Baudry,
    Michaud, Bastier, Mullier, Vanderstraeten, Nieden,
    Minor, Käufliche Apparate, Kugel.
3. Verwendung von Prismen und aus solchen zu-
   sammengesetzten Apparaten (ausschl. Stereoskope) 36
    A. v. Graefe, A. Graefe, Galezowski's, Kalkspath-
    Prisma, Baudry, Froelich, Monoyer, Roth, Berthold,
    Herter, Armaignac, Schenkl, Miller, Peppmüller.
4. Verwendung von Stereoskopen und entsprechenden Vorlagen 44
    Lawrence, Hogg, RablRückhardt, Burchardt,
    Vieusse, Hoor, Armaignac, Schmidt-Rimpler, Monoyer,
    Schröder, Kroll, Kugel, Segal.
   Arten des zu verwendenden Stereoskops . . . 56
    Rabl-Rückhardt, Burchardt-Roth, Haab,
    Baldanza, Kuhnt, Boudon.
5. Verwendung von Spiegeln und aus solchen zu-
   sammengesetzten Apparaten 58
    Fles'scher Apparat, Armaignac, Monoyer,
    Maréchal, Asteguiano, Bertin-Sans, Herter,
    Delay, Roth, Wicherkiewicz, Coronat, Friedenberg,
    Schmitz.
6. Verwendung von Apparaten, die eine Kreuzung
   der Blicklinien beider Augen und dadurch eine
   Täuschung des Untersuchten hervorrufen . . . 66
    Prato, Bonalumi, Bertelé, André, Melskens,
    Chauvel.
7. Verfahren, welche darauf abzielen, durch Einschaltung eines schmalen Gegenstandes in die

Blickrichtung der Augen für jedes derselben einen
Teil des Gesichtsfeldes zu verdecken 69
Javal, Cuignet, Driver, Perrin, Martin.

8. Apparate, welche mehrere der besprochenen
Grundideen zur Anwendung bringen 73
Loiseau, Marini, Pseudoskop von Barthélémy,
Kuhnt.

9. Verwendung von Medikamenten 76
Baroffio, C. Froelich, Jakson.

10. Prüfung des Gesichtsfeldes, des Blickfeldes, des
Tiefenschätzungsvermögens und einige andere
vereinzelt dastehende Methoden 78
Cuignet, Schweigger, Warlomont, Monoyer.
Schlußbetrachtung über Abschnitt II 80

III. Simulation doppelseitiger völliger Erblindung und doppelseitiger
hochgradiger Schwachsichtigkeit 82

A. Simulation vollständiger beider-
seitiger Blindheit.

1. Die Bewertung des ophthalmoskopischen Unter-
suchungsbefundes 83
A. v. Graefe, Arlt.

2. Die Prüfung der Pupillenreaktion 84

3. Die Beobachtung der binokularen Fixation und
der Blickrichtungen des Untersuchten unter verschiedenen Umständen 85
Picha, Schmidt-Rimpler, Burchardt.

4. Die Beobachtung des „Kranken" im allgemeinen 87
Fallot, Rabl-Rückhardt.

B. Simulation doppelseitiger, hochgradiger Schwachsichtigkeit.
Groenouw, Burchardt, Ohlemann, A. Roth.

Schlußwort 93

Einleitung.

Auf dem Gebiete der Sehstörungen ist grobe Simulation fast ebenso häufig, wie handgreifliche Entlarvung. Diese aber bedeutet meist den Nachweis einer strafbaren Handlung. Es ist deshalb naheliegend, hier Einiges zur Orientierung über die s t r a f g e s e t z l i c h e n B e z i e h u n g e n d e r S i m u l a t i o n vorauszuschicken.

Dem Sprachgebrauch nach ist ein Simulant, wer wissentlich ein Krankheitszeichen vortäuscht. Simulieren ist also mindestens gleichbedeutend mit lügen. Dieses ist aber erst strafbar, wenn es die Merkmale des B e t r u g s bietet. In der Tat kann abgesehen von militärischen Verhältnissen gegen einen Simulanten lediglich auf Grund des § 263 R.St.G.B. vorgegangen werden. Er lautet dem Hauptinhalt nach:

> Wer in der Absicht, sich oder einem Dritten einen rechtswidrigen Vermögensvorteil zu verschaffen, das Vermögen eines anderen dadurch beschädigt, daß er durch Vorspiegelung falscher oder durch Entstellung oder Unterdrückung wahrer Tatsachen einen Irrtum erregt oder unterhält, wird wegen Betrugs mit . . . . . . bestraft . . . Sind mildernde Umstände vorhanden, so . . . . Der Versuch ist strafbar . . . .

Das Vorspiegeln, Entstellen und Unterdrücken setzt ein Irreführen durch positive Tätigkeit (Worte, Handlungen) voraus. Ein nur negatives Verhalten genügt nicht. Wer beispielsweise stillschweigend (nicht gefragt) den Arzt in dem Glauben läßt, ein längst erblindetes Auge sei erst kürzlich durch einen Unfall blind geworden, „unterdrückt" noch nicht die wahre Tatsache.

Kommt ein Vermögensvorteil oder eine Vermögensbeschädigung nicht in Frage, so kann natürlich wohl Simulation, nicht aber Betrug vorliegen.

Der v o l l e n d e t e Betrug setzt eine erfolgreiche Täuschung voraus, deshalb stellt sich die Simulation meist nur als milder zu bestrafender V e r s u c h dar.

Der Versuch als solcher bleibt straflos, wenn der Täter 1. die Ausführung der beabsichtigten Handlung aufgegeben hat, ohne daß er an
dieser Ausführung durch Umstände verhindert worden ist, welche von
seinem Willen unabhängig waren, oder 2. zu einer Zeit, zu welcher die
Handlung noch nicht entdeckt war, den Eintritt des zur Vollendung des
Verbrechens oder Vergehens gehörigen Erfolges durch eigene Tätigkeit
abgewendet hat. (§ 46 R.St.G.B.)

Die Strafbarkeit des vom entdeckten Versuch zurückge-
tretenen Simulanten wird also davon abhängen, ob die Entlarvung den Umständen nach ein Hindernis der Ausführung
darstellte.

Erwähnung verdient noch, daß als Gehilfe bestraft wird,
wer dem Täter zur Begehung des Verbrechens oder Vergehens durch Rat oder Tat wissentlich Hilfe geleistet hat.
(R.St.G.B. § 49.)

Mit der Entlarvung schließt der Arzt seine
Tätigkeit ab. Sie muß also den Nachweis enthalten, daß der
angeblich Blinde nicht blind ist, oder daß der angeblich
Schwachsichtige um ein bestimmtes Maß besser sieht, als er
uns glauben machen will. Unter diesem Gesichtspunkte sind
manche „Entlarvungsmethoden" nur Unzuverlässigkeitsbe-
weise.

Was die Übertreibung (Aggravation) anlangt,
so wird sie bezüglich des Sehvermögens mit Unrecht als eine
mildere Form der Simulation angesehen. Schmerzen z. B.
oder Muskelschwäche kann man wirklich übertreiben, aber
bei der Sehprüfung handelt es sich um ja oder nein. Der
Aggravant begeht genau dasselbe wie der Simulant, wenn er
eine Sehleistung leugnet, über die er tatsächlich verfügt.

Der Arzt ist im allgemeinen nicht verpflichtet, gegen
den Simulanten einzuschreiten, er kann sich aber durch
Außerachtlassen der „Sorgfalt und Genauigkeit bei Ausstel-
lung von Attesten" ehrengerichtlich strafbar machen. (Zeitschrift f. Medizinalbeamte Nr. 6. 1907.) Er ist also verpflichtet, bei unzureichendem Befund auf Simulation zu unter-
suchen.

Für militärische Verhältnisse gilt, falls
es sich um Feststellung von Versorgungsansprüchen handelt,
das bisher Gesagte. Außerdem kommen zwei fast gleich-
lautende gesetzliche Bestimmungen in betracht.

R.St.G.B. vom 15. 5. 71, § 143:

Wer in der Absicht, sich der Erfüllung der Wehrpflicht ganz oder teilweise zu entziehen, auf Täuschung berechnete Mittel anwendet, wird mit Gefängnis bestraft; auch kann auf Verlust der bürgerlichen Ehrenrechte erkannt werden. Dieselbe Strafvorschrift findet auf den Teilnehmer Anwendung.

M.St.G.B. vom 26. 6. 72, § 83:

Wer in der Absicht, sich der Erfüllung seiner gesetzlichen oder von ihm übernommenen Verpflichtung zum Dienst ganz oder teilweise zu entziehen, ein auf Täuschung berechnetes Mittel anwendet, wird mit Freiheitsstrafe bis zu 5 Jahren bestraft; zugleich kann auf die Versetzung in die 2. Klasse des Soldatenstandes erkannt werden.

Strafbare Simulation liegt bei Wehrpflichtigen also nur vor, wenn die Absicht erweislich auf Befreiung vom Militärdienst gerichtet ist oder war und wenn Täuschungsmittel angewendet sind (§ 143). Bei Soldaten gestattet zwar der „Dienst" und das „teilweise" die Anwendung des § 83 bereits auf das Vorschützen von Krankheit, um sich einer speziellen Dienstleistung zu entziehen, tatsächlich pflegt aber der Simulations-Paragraph erst angewendet zu werden, wenn die Vortäuschung die Brauchbarkeit zum Dienst überhaupt in Frage stellt. Aber selbst das lügenhafte Vorbringen von Befreiungsgründen ist nur Lügen (§ 90 M.St.G.B.), solange nicht „Mittel" angewendet sind, um die Behauptungen glaubhaft zu machen, z. B. durch Bescheinungen, beharrliches Vorbeizielen, blindenmäßiges Benehmen u. dergl. (Vergl. Koppmann, das M.St.G.B. mit Kommentar. Nördlingen 1885 und K e l l e r , Erläuterungen zu den Kriegsartikeln. Berlin 1877.)

Im folgenden einige

Regeln für die Untersuchung bei Simulationsverdacht.

Kein Urteil vor Schluß der Beweisführung! Genaue Vorgeschichte einschl. Heimatserhebungen. Die Möglichkeit der Berufung auf ein Mißverständnis ist auszuschließen. Deshalb: einfache Fragen, Wiederholungen, Erläuterungen (Dolmetscher). Zuziehung von Zeugen. womöglich aus der Bekanntschaft des Untersuchten, sofortiges Diktat der wichtigen Angaben. Die e r s t e U n t e r s u c h u n g schaffe eine einfache und sichere Grundlage durch die Feststellung der Sehleistung jedes einzelnen Auges für Nähe und Ferne bei guter Beleuchtung. Hierbei, wie bei sonstigen wichtigen Entscheidungen verdienen als Sehproben die Snellen'schen Haken den Vorzug, weil sie besser als alle anderen Proben Irrtümer vermeiden lassen, die allzu oft eine Folge der ungleichen Erkennbarkeit von Buchstaben und Zahlen oder des Gedächtnisses oder der Einübung auf ungewohnte Formen sind. S p ä t e r : genaue objektive Untersuchung. Der Augenhintergrund ist bei erweitertem Sehloch bis an die Grenze des Sichtbaren abzusuchen. Alle wirklichen Regelwidrigkeiten sind festzustellen. Kein Nachuntersucher darf Neues finden. Ist der Untersuchte längere Zeit zur Verfügung. so empfiehlt es sich auch, ohne weiteres zuerst die objektive Untersuchung vorzunehmen, um womöglich dem Simulanten durch zutreffende Angaben über den tatsächlichen Zustand seiner Augen zu zeigen, daß er sich einem Sachverständigen gegenüber befindet.

D i e S c h ä t z u n g d e r S e h s c h ä r f e b e i v o r h a n d e n e n F e h l e r n ist allerdings auch bei großer Erfahrung sehr unsicher. Statistiken beweisen für den Einzelfall nichts. geben aber einen gewissen Anhalt. Über die

Sehschärfe bei Astigmatikern hat P f a l z[1]) Tabellen aufgestellt. über die der Kurzsichtigen und Übersichtigen W o l f f b e r g[2]) in seinem „Diagnostischen Farbenapparat". Über Augenleiden verschiedenster Art geben die Listen von A. R o t h[3]) Auskunft. Es wäre jedoch sehr gewagt, wenn man für die Möglichkeiten feste Grenzen zur Bindung des Urteils Simulanten gegenüber angeben wollte. So gilt es z. B. als ausgemacht, daß ein Myop von 2 D ohne Glas auf 6 m nicht $^6/_6$ S. haben kann, dennoch kam in einer Poliklinik unter Tausenden ein solcher Fall vor (nicht veröffentlicht); und wenn man annimmt, daß schwach Übersichtige mit guter Akkommodationsfähigkeit ohne Glas ebensoviel sehen müssen wie mit schwachem Konvexglas, so trifft auch das nur theoretisch, nicht immer praktisch zu. (cfr. A. R o t h l. c.)

Daß man bei mangelndem Befund an alle diejenigen Augenleiden denken muß, die ohne einen regelwidrigen Augenspiegelbefund aufzuweisen, dennoch die Sehschärfe beeinträchtigen können, ist selbstverständlich. S c h m e i c h - l e r[4]) hat 1888 und 1895 eine Zusammenstellung solcher Leiden gegeben; etwas ausführlicher sind sie noch in den Aufsätzen von O h l e m a n n : „Über Aggravation bei Augenverletzungen"[5]) aufgezählt. Auch sieht man dieselben jetzt in der Mehrzahl der größeren Lehrbücher zusammengestellt. so daß hier eine besondere Erwähnung nicht erforderlich erscheint. Bei allen diesen Leiden wird genaue Berücksichtigung der angeblichen Entstehung des Leidens, der sämtlichen Nebenumstände etc. zum klaren Urteil führen.

In allen Fällen, wo die Möglichkeit einer Erkrankung vorliegt, wird man therapeutisch vorgehen. Kuren, die für einen Gesunden zwecklose Unannehmlichkeiten bringen, erzielen oft baldigen Rückzug des Simulanten. Bei Leuten, die fortwährend zwinkern und die Augen zukneifen, kann man in die Notwendigkeit kommen, durch Kokaïn und Lidsperrer die objektive Untersuchung zu erzwingen.

Schließlich darf man nicht außer Acht lassen, daß W i d e r s p r ü c h e nicht immer als Simulation zu deuten sind, so bei A s t h e n o p i e , A n a e s t h e s i e bezw.

---

[1]) s. L.-V. Nr. 104. [2]) s. L.-V. Nr. 144. [3]) s. L.-V. Nr. 114.
[4]) s. L.-V. Nr. 120 und 121. [5]) s. L.-V. Nr. 98.

H y p e r a e s t h e s i e d e r R e t i n a , H y s t e r i e u n d t r a u m a t i s c h e r N e u r o s e.

Bei aller Humanität ist es jedoch geboten, derartige Leiden nur anzunehmen, wenn die allgemeine Untersuchung hinreichendes Material liefert. Auch wird man Gewicht darauf legen, vor Abgabe des endgültigen Urteils, diese Leiden nach Möglichkeit zur Heilung zu bringen.

Andererseits sollte man nie bei wirklich vorhandenen krankhaften Zuständen, z. B. Hornhauttrübungen, diejenige Sehschärfe, welche man etwa einmal unter besonders günstigen Umständen bei besonders guter Beleuchtung oder vorübergehender Reizfreiheit des Auges erzielt hat, für die gutachtliche Beurteilung eines Untersuchten zu Grunde legen, sondern in humaner Weise beurteilen, wie sich die Sehleistung in dem Arbeitsleben des Untersuchten voraussichtlich darstellen wird. — Der Untersuchte, der weiß, daß er eine solche wohlwollende Beurteilung zu gewärtigen hat, wofür derselbe sehr häufig ein richtiges Empfinden zeigt, wird stets weniger Schwierigkeiten der Feststellung seiner wirklichen Sehschärfe entgegenstellen, als derjenige, welcher einer unnötig strengen Beurteilung sich gegenübersehend für seine Sache durch möglichst geringe Zugeständnisse kämpfen zu müssen glaubt.

Die Simulation von Blindheit oder Schwachsichtigkeit wird zweckmäßig in nachstehende Gruppen eingeteilt:

I. S i m u l a t i o n v o n S e h s c h w ä c h e e i n e s o d e r b e i d e r A u g e n , j e d o c h n u r b i s z u d e m G r a d e , d a ß n o c h d a s E r k e n n e n g e w ö h n - l i c h e r S e h p r o b e n , w e n n a u c h n u r d e r g r ö ß e r e n , z u g e g e b e n w i r d.

II. S i m u l a t i o n v o n B l i n d h e i t o d e r h o c h - g r a d i g e r S c h w a c h s i c h t i g k e i t **eines** A u g e s.

III. S i m u l a t i o n v o n v ö l l i g e r B l i n d h e i t o d e r h o c h g r a d i g e r S c h w a c h s i c h t i g k e i t a u f **beiden** A u g e n.

Unter Simulation ist dabei überall entsprechende Aggravation einer in geringerem Grade wirklich vorhandenen Sehschwäche mit einbegriffen.

I. Simulation von Sehschwäche eines oder beider Augen, jedoch nur bis zu dem Grade, daß noch das Erkennen gewöhnlicher Sehproben, wenn auch nur der größeren, zugegeben wird.

Die Mittel, die uns zur Entlarvung dieser Art von Simulanten zu Gebote stehen, sind folgende:

1. Prüfung des Sehvermögens mit verschiedenen Sehproben.

2. Prüfung des Sehvermögens in verschiedenen Entfernungen, event. unter Zuhilfenahme von Mitteln, welche über die Größe der Entfernung zu täuschen im Stande sind.

3. Prüfung des Sehvermögens zu verschiedenen Zeiten.

4. Prüfung des Sehvermögens unter Benutzung von Gläsern (abgesehen von den eine etwaige Refraktionsanomalie korrigierenden).

5. Wiederholte Aufnahme des Gesichtsfeldes unter verschiedenen Bedingungen.

6. Prüfung des Sehvermögens mittelst des Wolffberg'schen diagnostischen Farbenapparates.

7. Prüfung des Lichtsinns.

1. Prüfung des Sehvermögens mit verschiedenen Sehproben.

Erforderlich ist eine Anzahl verschiedener Sehproben, deren Typenreihen ähnliche, aber ungleiche Erkennbarkeitsziffern haben.[1]) Bei abwechselnder Benutzung wird der Simulant Schätzungsfehler machen, so daß die Resultate nicht übereinstimmen. Zwar sprechen nur grobe Unterschiede für mala fides, aber es gelingt häufig, schrittweise die wirkliche Sehschärfe herauszubringen. Hierbei helfen vor allem Geduld und Ruhe, aber auch harmlose Kunstgriffe. Mancher

---

[1]) Als geeignete Kollektion empfehlen sich die Sehproben von Snellen, Burchardt, Schweigger, Roth, Wolffberg, Albrandt, Guillery und Kern-Scholz.

Widerstrebende läßt sich z. B. herbei, mit dem Finger in die Luft zu malen, was er der Zunge nicht anvertrauen mag.

Auf die Täuschung über die Größe sind besonders berechnet d i e V e r w e c h s e l u n g s s e h p r o b e n. A d l e r[1]) zeigte 1896 in Heidelberg, daß man sie sich herstellen kann durch Zusammensetzung zerschnittener Tafeln derart, daß Reihen mit Buchstaben ähnlicher, aber doch ungleicher Größe entstehen. (Läßt man die Reihen ganz, um sie einzeln in regelloser Folge vorzulegen, so entstehen nach A d l e r „Wechselproben".) Durch entsprechendes Nebeneinanderlegen zweier gewöhnlicher Sehprobentafeln kann man übrigens ähnliche Bedingungen schaffen, wozu sich besonders die W o l f f b e r g'schen in Streifen zerlegten Tafeln eignen.

A. R o t h's V e r w e c h s l u n g s s e h p r o b e n[2]) bestehen aus 2 Tafeln mit S n e l l e n'schen Hakenreihen. Stellt man sie nebeneinander, so erscheinen in gleicher Höhe je zwei Reihen von etwas ungleicher Größe. Die kleinere Reihe der ersten Tafel ist jedesmal kongruent mit der nächstfolgenden Reihe der zweiten Tafel. Der Prüfling erfährt nicht, daß zwei Tafeln vorhanden sind. Hat er nun z. B. die dritte Reihe der ersten Tafel gelesen, so muß er auch die mit der gelesenen genau übereinstimmende vierte Reihe der zweiten Tafel lesen können. Leugnet er dies, so ist der sichere und leicht demonstrierbare Beweis einer Lüge erbracht.

Die S n e l l e n'schen Haken schließen die Einwürfe aus, welche, wie erwähnt, den Blockbuchstaben und noch mehr den Blockzahlen gegenüber möglich sind.

Stets nur einzelne Buchstaben vorzuhalten und dadurch den Vergleich mit anderen auszuschließen, ist schon früher angeraten worden und hat im Jahre 1891 auch zum Vorschlag zweier kleiner Apparate geführt. — Der eine „A p p a r a t z u r P r ü f u n g d e r S e h s c h ä r f e" ist von Dr. C a r l[3]) angegeben. Der andere „A p p a r a t z u r S e h s c h ä r f e b e s t i m m u n g m i t b e w e g - l i c h e n L e s e z e i c h e n" stammt von B e c k e r[4]).

---

1) s. L.-V. Nr. 1.   2) s. L.-V. Nr. 115.   3) s. L.-V. Nr. 28.   Zu haben bei Blänsdorf Nachfolger, Frankfurt a. M. Preis 100 M.

4) s. L.-V. Nr. 14.   Angefertigt von H o l z h a u e r , Marburg. Preis 15 M.

Beiden gemeinsam ist ein an der Wand hängender Kasten mit Ausschnitten, in denen sich bei Drehung einer Scheibe einzelne Buchstaben einstellen. Beim C a r l'schen Apparat erfolgt die Einstellung elektrisch vom Sitz des Arztes aus, beim B e c k e r'schen durch eine Schnur. Billiger ist es, zwei einfache Pappscheiben von etwa 25 cm Durchmesser hinter einander an einer von vorn nach hinten verlaufenden Axe anzubringen. Die vordere (feststehende) hat einen Ausschnitt, auf der hinteren (drehbaren) werden Probebuchstaben angebracht, von denen je einer bei Drehung in dem Ausschnitt erscheint.

Ähnlich verwirrend wirken Buchstaben, die bezüglich ihrer Größe regellos neben einander stehen (z. B. die von K e r n - S c h o l z). Wendet man endlich noch O p t o - m e t e r , etwa den von B u r g l oder S e g g e l an, so wird den Simulanten sein Augenmaß immer mehr im Stiche lassen, so daß grobe Widersprüche zu Tage treten.

2. Prüfung des Sehvermögens in verschiedenen Entfernungen.

Bei der Prüfung der Sehleistung in verschiedenen Entfernungen und der Verwertung sich dabei ergebender ungleicher Angaben für die Annahme von Simulation ist zu berücksichtigen, daß auch bei Nicht-Simulanten die für die nächste Nähe (gewöhnliche Leseweite) erlangten Sehschärfen oft ganz erheblich größer sind, als die bei der Fernprüfung erzielten, selbst wenn selbstverständlich vorher etwaige Refraktionsanomalien korrigiert sind.

Eingehend ist hierüber besonders von B e c k e r[1]) 1891 in seiner Arbeit „Über absolute und relative Sehschärfe bei verschiedenen Formen von Amblyopie" berichtet worden. B. führt Fälle an, in denen die Sehschärfe für die Nähe fast gleich 1 war und für die Ferne $5/_{36}$ betrug, und empfiehlt es sich bei ähnlichen Fällen wohl, einen Blick in die kleine wertvolle Arbeit zu tun. Man darf demnach nur Ergebnisse die in einer Entfernung von mindestens 1 oder 2 m aufwärts gewonnen wurden, mit einander vergleichen.

Für diese Prüfungen wird empfohlen, mit erheblich verschiedenen Entfernungen abzuwechseln. Das schließt jedoch nicht aus, daß man unter Umständen nach B e l o w[2]) den

---

[1]) s. L.-V. Nr. 15. [2]) s. L.-V. Nr. 16.

Untersuchten zunächst in möglichst weiter Entfernung auf-
stellt und, indem man ihm allmählich immer kleinere einzelne
Sehproben vorhält, ihn stets so weit herankommen läßt, bis
er die Probe erkennt. Dabei ergeben sich nicht selten immer
bessere Resultate.

Oftmals führt auch das umgekehrte Verhalten zum Ziele.
Man hält dem zu Untersuchenden zunächst Leseproben in
nächster Nähe vor, veranlaßt ihn, die kleinste Schrift, die er
noch wahrnehmen kann, zu lesen und soweit wie möglich
von sich abzuhalten. Dann geht man allmählich unter Vorzeigen immer größerer Sehproben weiter zurück. Ist man
schließlich an der Wand, an der die Sehprobentafeln hängen,
angelangt, so hält man das, was der Untersuchte in den vorgehaltenen Sehproben gelesen hat, neben die entsprechende
Reihe an der Tafel, die er vorher nicht wollte erkennen
können und überzeugt ihn so selbst von seinem Bestreben,
seine Sehschärfe geringer darstellen zu wollen. Nicht unzweckmäßig ist es zuweilen dabei, während im allgemeinen
die Untersuchung jedes Auges für sich als Regel anzusehen
ist, zunächst mit beiden Augen lesen zu lassen und den Untersuchten dann darauf hinzuweisen, daß er mit einem seiner
Augen jedenfalls dasselbe lesen müsse, wie mit beiden zusammen.

Von Nutzen sind ferner die V e r s u c h e , d e n
U n t e r s u c h t e n   ü b e r   d i e   E n t f e r n u n g   d e r
v o r g e h a l t e n e n   S e h p r o b e n   z u   t ä u s c h e n . —
Ein bekanntes Mittel dieser Art besteht darin, den Prüfling
durch eine etwa $\frac{1}{2}$ m lange, zylindrische R ö h r e blicken
zu lassen. (Ausschaltung in der Nähe liegender Vergleichs-
objekte aus dem Gesichtskreis.) — Schon R u e t e[1]) hat
dieses Prinzip bei seinem Optometer in Anwendung gebracht.
N i e d e n[2]) schlägt eine 0,5 m lange und 5 cm weite Röhre
vor und gibt an, daß er unter Anwendung einer solchen
meist viel höhere Resultate der Schweite erhalte. S p e c h t[3])
berichtet, daß in der Bonner Augenklinik zu gleichen
Zwecken eine Röhre von 0,5 m Länge und 4 cm Durchmesser
im Gebrauch sei. Notwendig ist bei diesen Versuchen, daß
das zweite Auge völlig durch einen Verband verschlossen

<hr>

[1]) s. L.-V. Nr. 116.   [2]) s. L.-V. Nr. 97.   [3]) s. L.-V. Nr. 135.

und daß außerdem zwischen dem Untersuchten und den Sehproben eine kleine Wand angebracht wird, durch die die betreffende Röhre hindurchgeht, so daß sich der Untersuchte
auch durch gelegentliche Seitenblicke über die Entfernung
der Sehproben nicht zu orientieren vermag.

Ein anderes Mittel zur Täuschung über die Entfernung
der Sehproben ist der S p i e g e l. — Jüngst ist diese Methode als etwas Neues von B a r t h é l é m y und H e l m -
b o l d veröffentlicht worden, aber schon P e l t z e r[1]) schrieb:
„Das Spiegellesen kann auch zur Entlarvung simulierter
Schwachsichtigkeit benutzt werden. Wird z. B. Nr. XX angeblich auf 20 Fuß nicht erkannt, so nimmt man die Tafel
von der Wand, gibt sie dem zu Untersuchenden in die Hand,
läßt ihn auf 10 Fuß an den Spiegel herantreten und macht
ihm dabei bemerklich, „er werde doch mindestens auf die
halbe Entfernung lesen können." „Die wenigsten Rekruten,
vielleicht hier und da ein Einjährig-Freiwilliger, werden sich
im Augenblick der eintretenden optischen Täuschung bewußt
werden."

E. B a r t h é l é m y[2]) hat nach seiner Schilderung (1894)
in seinem Untersuchungszimmer folgende Vorkehrungen angebracht: „Über seinem Kamin hängt ein großer Spiegel, an
der gegenüberliegenden Wand eine Sehprobentafel. Der zu
Untersuchende wird in die Mitte des Zimmers geführt und
wird nun genau seine Sehschärfe festgestellt, alsdann läßt
B a r t h é l é m y den Untersuchten Kehrt machen, den
Spiegel ansehen und die Buchstaben lesen, die er wahrnehmen kann. Um sich nicht zu widersprechen, beeilt sich
der Untersuchte gewöhnlich, dieselbe Buchstabenreihe zu
lesen, die er vorher angegeben hat. Die Buchstaben befinden
sich jedoch nunmehr, wie sich leicht berechnen läßt, in drei-
facher Entfernung, und dementsprechend ist auch die Sehleistung eine 3 mal bessere." Es ist nach B a r t h é l é m y
keineswegs notwendig, zwei Sehprobentafeln zu haben, von
denen die eine etwa umgekehrte Buchstaben trägt, und glaubt
B a r t h é l é m y, daß eine solche Anordnung nur geeignet
sei, das Mißtrauen des Untersuchten zu erregen. Auch umgekehrte Buchstaben würden im Spiegel ganz gut gelesen.

---

[1]) s. L.-V. Nr. 101. [2]) s. L.-V. Nr. 8.

H e l m b o l d[1]) schreibt diesbezüglich im Jahre 1896: „Man hängt in gewöhnlicher Entfernung von 5 oder 6 m Leseproben auf, solche gewöhnlicher Art und solche, die das Spiegelbild derselben darstellen.

	5				5	
2	3	4		4	3	2
1	7	6		6	7	1

Nun läßt man, nach Korrektion der eventuellen Refraktionsanomalien den „Patienten" lesen; er wird vielleicht zugeben, daß er die beiden obersten Reihen ($^5/_{35}$) erkenne, und läßt sich nicht bewegen, weiter zu lesen. Jetzt dreht man ihn um, so daß die Leseproben hinter seinem Rücken sind und er in einen an der Wand hängenden Spiegel schaut, der sich halb so weit von ihm wie die Leseproben befinden, und zwar so, daß er das Spiegelbild der Zahlen sieht. Man fordert ihn nun wieder auf, zu lesen, und er wird — da er sich vorgenommen, nur die 2 ersten Reihen zu lesen — wiederum ohne Bedenken in seinem Sinne $^5/_{35}$ Sehschärfe zugeben. Da er nunmehr auf doppelte Entfernung gelesen hat, so ist er ohne Weiteres der Simulation überführt."

Ich bin mit B a r t h é l é m y der Anschauung, daß es einer umgekehrt gedruckten Sehprobentafel nicht bedarf. Entweder man bedient sich einer der Sehprobentafeln von P f l ü g e r , welche nur solche Buchstaben enthält, die auch umgekehrt im Spiegel zu lesen sind, oder aber man wählt aus einer gewöhnlichen Sehprobentafel nur Buchstaben aus wie A H T etc., die im Spiegel völlig dasselbe Bild geben. Naturgemäß sind auch Punkt- und Hakenproben, bei denen es ja gleichfalls auf eine Umkehrung des Bildes nicht ankommt, verwertbar. Eine zweckmäßige Verwendung können übrigens ferner die durchscheinenden, am Fenster aufzuhängenden Sehprobentafeln von C o h n hierbei finden, die ja einfach nur umgewendet aufgehängt zu werden brauchen, um in einem gegenüberliegenden Spiegel wieder bequem lesbar zu sein. Einen handlichen Kasten mit Spiegeln und Sehproben hat kürzlich B o u c h a r d[2]) angegeben.

---

[1]) s. L.-V. Nr. 68. [2]) s. L.-V. Nr. 23.

Der Unterschied in der Größe der Sehproben, wie er bei dem Barthélémy'schen Verfahren infolge der einfachen bezw. dreifachen Entfernung gegeben wird, ist allerdings ein etwas großer und kann hierdurch ein Simulant leichter stutzig werden. Diesbezüglich erscheint die von Peltzer bezw. Helmbold vorgeschlagene Gruppierung zweckmäßiger.

3. Prüfung des Sehvermögens zu verschiedenen Zeiten.

Kommt man trotz aller dieser Hilfsmittel nicht bei einmaliger Untersuchung zum Ziel, oder hat man dieselben nicht alle zur Hand, so wird man oft noch durch wiederholte Untersuchungen zu verschiedenen Zeiten seinen Zweck erreichen. Bedingung ist, wenn man die an verschiedenen Tagen erzielten Sehwerte in vergleichende Betrachtung ziehen will, daß die Beleuchtung stets eine völlig gleichmäßige ist. In zuverlässiger Weise ist dies nur durch künstliche Beleuchtung zu erreichen und ist in dieser Beziehung zweifellos die zweckmäßigste Vorkehrung der von A. Roth angegebene Sehproben-Beleuchtungsapparat[1]). Derselbe hat außerdem noch den Vorzug, daß er bei Untersuchungen am Abend, d. h. bei sonst völliger Dunkelheit des Zimmers fast nur die Sehproben beleuchtet und der Untersuchte in einem ihm unbekannten Raume in Folge dessen auch über die Entfernung, in der er sich von den Sehproben befindet, die sichere Schätzung verliert.

Kröger[2]) benutzt eine Serie von 7 Tafeln, die alle in je 5 Reihen ganz dieselben Buchstaben tragen, jedoch in der Weise, daß die Buchstaben von Tafel zu Tafel kleiner werden. Die Entfernungen, denen dieselben entsprechen, gehen aus der hier folgenden Tabelle hervor.

	Tafel I.	Tafel II.	Tafel III.	Tafel IV.	Tafel V.	Tafel VI.	Tafel VII.
E	60 m	55 m	50 m	45 m	40 m	35 m	30 m
B O	36 m	33 m	30 m	27 m	24 m	21 m	18 m
T A 3	24 m	22 m	20 m	18 m	16 m	14 m	12 m
P K H 7	18 m	16,5 m	15 m	13,5 m	12 m	10,5 m	9 m
C E A 8 4	12 m	11 m	10 m	9 m	8 m	7 m	6 m

[1]) Angefertigt von Optiker Sydow, Berlin, Albrechtstr.
[2]) s. L.-V. 82.

Die Tafeln sind abgesehen von der Buchstabengröße einander völlig gleich.

Am ersten Untersuchungstage hängt man Tafel I an der Wand (bezw. im R o t h'schen Sehproben-Beleuchtungsapparat) auf, am 2. Tage Tafel II. u. s. f. — „Zumal, wenn man die jeweilige Untersuchung nur auf kurze Zeit ausdehnt (es ist zweckmäßig, vorher mit anderen Sehproben die zugegebene Sehleistung und die erforderliche Korrektion festzustellen) und inzwischen noch anderweitige Prüfungen vornimmt, so daß der von der ersten Tafel erhaltene Eindruck sich verwischt, wird es einem Simulanten kaum zum Bewußtsein kommen", daß die Buchstaben allmählich kleiner werden und hat er am ersten Tage auf Tafel I die dritte Reihe gelesen, so wird er schließlich am 7. Tage auf Tafel VII gleichfalls die dritte Reihe als deutlich lesbar angeben und somit eine um das doppelte gebesserte Sehleistung zugestehen[1]). Das Auswendiglernen liegt dabei allerdings besonders nahe.

4. Prüfung des Sehvermögens unter Benutzung von Gläsern (abgesehen von den eine etwaige Refraktionsanomalie korrigierenden).

Bei den bisher besprochenen Prüfungen war Voraussetzung, daß die untersuchten Augen zuvor event. durch das für sie am besten passende Glas korrigiert sind. Aber auch sonst, auch bei Emmetropen, ist die A n w e n d u n g, v o n G l ä s e r n zuweilen recht zweckmäßig.

Nach W i l h e l m i (Zeitschr. f. Med.-Beamte 1893 Nr. 23) glauben Laien oft, mehrere Gläser hintereinander wirkten schärfer als eines. Setzt man nun mehrere Gläser vor, die zusammen gleich Null wirken, so erlebt man öfters, daß viel besser gesehen wird, als ohne Glas, womit eine Lüge erwiesen ist.

Noch in anderer Weise lassen sich Brillengläser für unseren Zweck verwerten. Simulanten leugnen beim V o r - h a l t e n s t ä r k e r e r K o n v e x g l ä s e r oft jede Verbesserung innerhalb der Brennweite derselben; geben sie andererseits eine Verbesserung zu, so wird empfohlen, ihnen

---

[1]) Die Tafeln sind von dem Lithographen Schwarz, Königsberg i. Pr., Kneiphöfische Langgasse 21, zu beziehen.

unter der Angabe, daß man die Wirkung des Glases noch verstärken werde, außerdem das entsprechende neutralisierende Konkavglas vorzusetzen. Wird nunmehr eine weitere Verbesserung zugegeben, oder auch nur dasselbe gelesen wie vorher, so ist gleichfalls eine Lüge nachgewiesen. Harmlose Simulanten gelingt es auch wohl, durch Vorhalten einfacher Plangläser zu einer besseren Sehleistung anzuspornen.

Nicht unzweckmäßig dürfte ferner zuweilen die A n - w e n d u n g   e i n e s   einfachen   F e l d s t e c h e r s   oder O p e r n g l a s e s sein, dessen vergrössernde Wirkung man genau kennt, bezw. ja jederzeit durch Prüfung an sich selbst feststellen kann. Der Untersuchte wird, wenn er reinen Herzens ist, gleichfalls eine entsprechende Besserung seiner Sehleistung zugeben und kann andernfalls durch verkehrte Angaben sich leicht an den Pranger stellen.

5. Wiederholte Aufnahme des Gesichtsfeldes unter verschiedenen Bedingungen.

Die Aufnahme des Gesichtsfeldes zu verschiedenen Zeiten und unter verschiedenen Bedingungen ist zuerst von S c h m i d t - R i m p l e r[1]) empfohlen, um einen Anhalt für die Glaubwürdigkeit zu gewinnen. Simulanten verfallen bekanntlich oft in den sie bloßstellenden Fehler, daß sie das Gesichtsfeld in weiterer Entfernung enger angeben, als wenn sie dem Aufnahmefeld näher stehen („röhrenförmiges Gesichtsfeld" v. H ö ß l i n[2]) und haben überhaupt die Neigung, ihr Gesichtsfeld kleiner erscheinen zu lassen, als es in Wirklichkeit ist. Wiederholte Aufnahmen des Gesichtsfeldes, ev. an verschiedenen Perimetern und in größeren Entfernungen an einer schwarzen Wandtafel ergeben dann Widersprüche. — Allerdings muß man dabei eine gewisse Vorsichtsmaßregel ausüben. — Bei den gewöhnlich üblichen Gesichtsfeldaufnahmen ist es garnicht so schwer, stets eine gleichmäßige konzentrische Gesichtsfeldeinengung zu simulieren.

„Man pflegt — um mich ungefähr der Worte S c h m i d t - R i m p l e r s[3]) zu bedienen — die peripherische Grenze des Gesichtsfeldes da zu ziehen, wo überhaupt die erste Wahrnehmung von dem Eintreten eines Objektes in das exzentrische Gesichtsfeld erfolgt, nicht dort, wo es deut-

---

[1]) s. L.-V. Nr. 125. [2]) s. L.-V. Nr. 73. [3]) s. L.-V. Nr. 125.

lich gesehen wird. Die als durchschnittliche Norm angegebenen Grenzen des Gesichtsfeldes bezeichnen eben die
erste Wahrnehmung. Der Simulant gibt nun einfach, so
lange das herangeführte Probeobjekt noch undeutlich ist, an,
überhaupt nichts zu sehen und erst, wenn es scharf in seinen
Umrissen hervortritt, meldet er sein Sichtbarwerden. Auf
diese Weise mag er auch bei den verschiedensten Perimeter-
aufnahmen ziemlich genau stets dieselbe Grenze für sein
exzentrisches Sehen festzuhalten und somit eine konzentrische
Einengung vorzutäuschen."

Man muß sich daher bei diesen Prüfungen stets angeben
lassen, wo das Prüfungsobjekt anfängt, wahrgenommen zu
werden, und dann, wo es beginnt, scharf und deutlich her-
vorzutreten.

Als weiteres Hilfsmittel zur Erkennung diesbezüglicher Simulation
hat S c h m i d t - R i m p l e r[1]) noch die Anwendung eines starken Prisma
von 30^0 (ev. sind mehrere schwächere zusammenzulegen) vorgeschlagen.
Nachdem die gewöhnliche Aufnahme des Gesichtsfeldes eines angeblich
schwachsichtigen, z. B. des linken Auges, anscheinend ergeben hat, daß
nach außen eine Gesichtsfeldeinengung bis auf 20^0 besteht, die weiße
Kugel des Perimeters also bei 20^0 noch gesehen wird, darüber hinaus
jedoch verschwindet, stellt man das Probeobjekt bei 20^0 fest, läßt
nunmehr das rechte Auge öffnen, gleichfalls den zentralen Fixationspunkt anblicken und bringt außerdem vor das linke Auge ein Prisma
von 30^0 mit der Basis nach innen. Da das Prisma für die meisten
Personen zu stark ist, als daß es durch Auswärtsschielen des linken
Auges im Interesse des Einfachsehens überwunden werden könnte —
in Ausnahmefällen muß man durch Senken der Basis und dadurch be-
wirkten Höhenunterschied die Fusionstendenz verringern — so müssen
Doppelbilder auftreten: Der zentrale Fixationspunkt erscheint jedenfalls
doppelt. Wird auch das p e r i p h e r i s c h e P r o b e o b j e k t doppelt
gesehen, so hat der Untersuchte zweifellos vorher eine unrichtige Angabe
gemacht: ebenso, wenn er nur e i n Probeobjekt erkennen will, dieses jedoch farbige Ränder zeigt. — Es unterliegt in beiden Fällen keiner Frage,
daß das Probeobjekt mit dem linken Auge wahrgenommen wurde. Da
sein Bild aber infolge der Wirkung des 30^0igen Prismas auf eine um
etwa 15^0 peripherischer gelegene Netzhautstelle entworfen wird, ist der
Beweis geführt, daß eine Netzhautstelle, die vorher keine Wahrnehmung
des Probeobjekts haben sollte, dieselbe doch hat und somit der Untersuchte der Simulation überführt. „Da der Fixationspunkt bei dieser
Methode immer doppelt gesehen werden muß — abgesehen natürlich
von einer Gesichtsfeldeinengung kleiner als 15^0, wobei man dann ein
schwächeres Prisma nehmen könnte, oder bei starker Amblyopie des

---

[1]) s. L.-V. 124.

anderen Auges etc. —, so wird der Simulant geneigt sein, auch bezüglich des peripherischen Objektes korrekte Angaben zu machen.“

Abgesehen von den sich bei wiederholten Prüfungen pp. etwa ergebenden wesentlichen Widersprüchen in den Grenzen des Gesichtsfeldes, ist es natürlich auch im hohen Grade verdächtig, wenn ein Untersuchter ein völlig kreisrundes Gesichtsfeld angibt, wie N i e d e n dies in seiner Arbeit erwähnt. Er beobachtete bei vielen Simulanten, daß dieselben die Grenzen des Gesichtsfeldes in allen Richtungen in 32° vom Fixationspunkt angaben, und zwar deshalb, weil in seinem Perimeter an dieser Stelle eine feine Nietstelle vorhanden war, die bei den wiederholten Aufnahmen eine vorzügliche Handhabe bot, immer dieselbe Angabe zu machen. Es empfiehlt sich daher vielleicht, an dem Perimeter eine solche kleine Marke gewissermaßen als Lockspeise anzubringen. Mitunter geben Simulanten auch wohl ein derartig (fast auf das Zentrum) eingeengtes Gesichtsfeld an, daß sie sich in Wahrheit mit einem solchen nicht würden frei bewegen können, während sie tatsächlich mit völliger Sicherheit umhergehen. Falls nicht Hysterie vorliegt, ist dies gleichfalls ein Beweis für Simulation.

6. Prüfung des Sehvermögens mittelst des diagnostischen Farbenapparats von Wolffberg.[1]

Der Apparat, dessen Prinzip darauf beruht, daß die Angaben über das Erkennen kleiner farbiger Scheiben (rot und blau) stets in Einklang stehen müssen mit den Ergebnissen der Sehprüfung bezw. mit etwaigen Krankheitszuständen, hat zwar in seinen früheren Auflagen neben mancher Anerkennung auch manche Beanstandung gefunden, ich muß jedoch sagen, daß sich mir bei einer großen Zahl von Nachprüfungen, die mit der neuesten Auflage vorgenommen sind, stets den Angaben W o l f f b e r g’s entsprechende Resultate ergeben haben, und ist der Apparat für die Simulationsfrage auch insofern von Wert, als man, falls die Angaben des Untersuchten sich mit den von W o l f f b e r g aufgestellten Sätzen vereinbaren lassen, alsbald einen wesentlichen Stützpunkt für die Annahme gewinnt, es nicht mit

---

[1] s. L.-V. Nr. 144.

einem Simulanten zu tun zu haben (zumal bei Astigmatikern). Bei Anwendung der vorgeschriebenen Prüfungen wird ferner u. a. die Aufmerksamkeit auf Störungen hingelenkt bezw. deren Vorhandensein bestätigt, die a priori nicht zweifelsfrei erkennbar waren.

Einen zutreffenden Auszug aus der beigegebenen Anweisung geben zu wollen, ist bei den kurzen und sehr präzise gefaßten Ausführungen nicht gut möglich. Es sei nur folgendes hervorgehoben: Wenn eine rote kleine Scheibe von 2 mm Durchmesser auf schwarzem Hintergrunde und eine blaue von 7 mm Durchmesser bei guter Tagesbeleuchtung auf über 5½ m noch wahrgenommen werden, eine volle Sehschärfe jedoch in Abrede gestellt wird, so liegt, falls Astigmatismus oder Amblyopia ex anopsia ausgeschlossen werden können, jedenfalls Simulation vor. Wenn überhaupt der Farbenlichtsinn nach der beigegebenen Tabelle den Wert der ohne Korrektionsgläser gefundenen Sehschärfe wesentlich übertrifft, ohne daß Astigmatismus oder Strabismus vorliegt, wird der Verdacht auf Simulation gleichfalls geweckt. Das Gleiche ist auch der Fall, wenn bei höheren Graden von Schwachsichtigkeit die kleinen Scheiben oder gar größere farbige Quadrate trotz klarer Medien und trotz normalen ophthalmoskopischen Befundes überhaupt nicht perzipiert werden sollten.

7. Prüfung des Lichtsinns.

Nach G r o e n o u w[1]) läßt auch die Prüfung des Lichtsinns mittels des F o e r s t e r'schen Photometers mitunter einen Schluß auf das Vorliegen von Simulation zu, indem Simulanten bei dieser Prüfung zuweilen eine so hochgradige Beeinträchtigung ihres Lichtsinns zur Schau tragen, daß derselbe mit ihrem sonstigen Gebahren bei herabgesetzter Beleuchtung nicht in Einklang zu bringen ist. So finden sie z. B. ihre während der Photometerprüfung fortgelegte Brille. welche absichtlich von ihrem früheren Platz fortgeschoben war, ohne jedes Suchen wieder, während ein wirklich Nachtblinder in dem fast vollkommen dunklen Untersuchungszimmer keine Spur von seiner Brille sehen würde. Auch die Leichtigkeit, mit der sie am Abend sich zurechtfinden. straft

---

[1]) s. L.-V. Nr. 52.

die am Photometer gemachten Angaben u. a. Lügen und beweist die Simulation.

Übrigens ist bei Verdacht auf Simulation e i n s e i t i - g e r Schwachsichtigkeit auch geringeren Grades noch eine größere Zahl der im nächsten Abschnitt zu beschreibenden Methoden verwendbar.

II. Simulation von Blindheit oder hochgradiger Schwachsichtigkeit eines Auges.

A. Objektive Untersuchungsmethoden.

Aus dem Rahmen der objektiven Untersuchungsmethoden, die natürlich ebenso wie eine Prüfung der Anamnese stets in erschöpfender Weise vorzunehmen sind, ehe der Gedanke an eine etwaige Simulation überhaupt ins Auge gefaßt wird, werden gewöhnlich bei der Besprechung der Simulationsfrage zwei hervorgehoben, weil sie selbst dann zuweilen noch Aufschluß geben, wenn die anderen Methoden in Stich lassen. Es sind dies 1. d i e   P r ü f u n g   d e r   P u p i l l e n - r e a k t i o n   a u f   L i c h t e i n f a l l   u n d 2. d i e P r ü - f u n g   d e r   b i n o k u l a r e n   F i x a t i o n.

1. P r ü f u n g   d e r   P u p i l l e n r e a k t i o n   a u f
L i c h t e i n f a l l.

Die Pupillenverengerung auf Lichteinfall ist gleichsam ein Signal dafür, daß ein Lichtreiz vom Aufnahmeapparat zentralwärts weiter gegeben ist, was praktisch eine stattgehabte Lichtempfindung bedeutet. Wir besitzen den Signalapparat doppelt, es genügt aber einer für beide Augen.

Beleuchten wir eine Netzhaut und jedes Signal bleibt aus, so besteht nach H e d d ä u s[1] R e f l e x t a u b h e i t des betr. Auges. Voraussetzung ist dabei, die Intaktheit mindestens eines Signalapparats, die wir vom anderen Auge her, falls dies nicht blind ist, feststellen können.

Wird durch Beleuchtung des rechten Auges weder eine Verengung der rechten noch der linken Pupille ausgelöst, durch Beleuchtung des linken Auges jedoch eine deutliche Reaktion beider Pupillen, oder wenigstens einer, erzeugt (die andre könnte durch Atropin oder infolge von Krankheitsprozessen starr sein), so besteht rechtsseitige R e f l e x t a u b - h e i t. Verengert sich auf Beleuchtung des rechten Auges entweder die

---

[1]) s. L.-V. Nr. 59—66.

rechte Pupille oder die linke (oder beide), so ist das Auge r e f l e x - e m p f i n d l i c h.

Es hat nur Zweck, von einseitiger Reflextaubheit zu sprechen, denn die beiderseitige ist von der reflektorischen Pupillenstarre nicht zu unterscheiden. (Vergl. S. 70.) Folgende Sätze haben wohl allgemeine Gültigkeit:

a) I s t   e i n   A u g e   v ö l l i g   r e f l e x t a u b, w ä h r e n d   d a s   a n d e r e   d e u t l i c h   r e f l e x - e m p f i n d l i c h   i s t, s o   i s t   d a s   r e f l e x t a u b e   A u g e   m e i s t   v ö l l i g   e r b l i n d e t, z u m m i n d e - s t e n   a b e r   i n   s e i n e r   S e h k r a f t   g a n z   e r - h e b l i c h   b e e i n t r ä c h t i g t.

Es sind in der Literatur nur wenige Fälle beschrieben, in denen unter solchen Umständen völlige einseitige Blindheit nicht bestand, jedenfalls war aber auch in diesen das Sehvermögen ganz beträchtlich herabgesetzt.

b) Z e i g e n   b e i d e   A u g e n   g u t e   u n d   v ö l l i g   g l e i c h e   R e f l e x e m p f i n d l i c h k e i t[1]), s o   i s t   e i n s e i t i g e   v ö l l i g e   B l i n d h e i t   (e i n s c h l i e ß - l i c h   E r l o s c h e n s e i n s   j e d e r   L i c h t e m p f i n - d u n g)   i n   h ö c h s t e m   G r a d e   u n w a h r s c h e i n - l i c h.

Ganz auszuschließen ist sie nicht, da vereinzelte Fälle beobachtet sind, wo bei einseitiger völliger Blindheit dennoch normales Pupillenspiel beobachtet wurde.

Man erklärt diese Fälle bekanntlich durch die Annahme besonderer Pupillenfasern, die ausschließlich dem Dienst der Pupille gewidmet sind und die, im allgemeinen widerstandsfähiger als die eigentlichen Sehfasern, unter Umständen einem Krankheitsprozeß noch nicht völlig unterliegen, während die Sehfasern bereits zu Grunde gegangen sind. (Durch ausnahmsweise umgekehrtes Verhalten würde sich die Reflextaubheit bei noch nicht vollständiger Amaurose erklären.)

Andererseits läßt sich aber auch vorstellen, daß zur Auslösung einer Lichtempfindung möglicherweise ein größerer Reiz erforderlich ist, als zur Auslösung einer Pupillarreaktion und daß daher ein durch einen etwaigen Krankheitsprozeß im Sehnerven abgeschwächter Lichtreiz unter Umständen wohl noch Pupillenverengerung, aber nicht mehr eine zu Bewußtsein kommende Lichtwahrnehmung hervorrufen kann.

Daß bei hysterischer (imaginierter) einseitiger Blindheit die Pupillarreaktion völlig gut erhalten ist, bedarf kaum der Erwähnung, doch sind

---

[1]) D. h. also: Reagieren beide Pupillen oder wenigstens eine derselben, auf Lichteinfall sowohl direkt als konsensuell völlig gleichmäßig, so ist etc.

derartige Fälle, wenn man sie auch nicht einfach als Simulation ansprechen darf, andererseits auch nicht einfach als Blindheit anzusehen.

Die Möglichkeit, daß bei normalem Pupillenspiel einseitige Blindheit infolge einer zentralwärts von dem Zentrum der Pupillenbewegung gelegenen Erkrankung bestehen könne, ist von der Hand zu weisen, da eine derartige Erkrankung, beiderseitig gelegen, zwar beiderseitige Erblindung, einseitig gelegen jedoch nur Hemianopsie, nicht aber einseitige Erblindung hervorrufen kann.

c) **Bei deutlicher Herabsetzung der Reflexempfindlichkeit eines Auges gegenüber dem anderen**[1]) **ist eine erhebliche Sehstörung des betreffenden Auges anzunehmen. Es kann dabei vollständige Amaurose bestehen.** Der umgekehrte Satz, daß bei erheblicher Sehstörung auch eine herabgesetzte R. E. vorliegen müsse, läßt sich natürlich leider nicht aufstellen, da, solange noch Lichtschein gut wahrgenommen wird, auch die R. E. noch völlig gut erhalten zu sein pflegt.

Bei allen Prüfungen der Lichtreaktion der Pupillen muß man sich vor der Verwechselung mit der bei der Akkommodation eintretenden Reaktion hüten. Man hat zu diesem Zweck stets auf etwaige die Pupillenbewegung begleitende Konvergenz, sowie auf die kurze Pause, welche bei der Lichtreaktion stets zwischen dem Lichteinfall und dem Beginn der Reaktion verstreicht, zu achten (**Heddaeus**).

2. Prüfung der binokularen Fixation.

Man läßt einen in der Nähe gehaltenen Gegenstand unter zeitweiser Verdeckung und Freigabe eines Auges fixieren. Weicht dieses hinter dem vorge-

---

[1]) Wenn eine Pupille bei direktem Lichteinfall weniger gut reagiert, als die andere, so ist damit natürlich noch nicht ausgesprochen, daß das betr. Auge weniger reflexempfindlich ist, da die Pupille aus irgend welchen im zentrifugalen Nerven oder der Iris selbst gelegenen Ursachen weniger beweglich sein kann. Bei ungleicher Reaktion der Pupillen ist stets die Bewegung der besser beweglichen Pupille zu beachten 1) bei direkter Beleuchtung, 2) bei Beleuchtung des anderen Auges. Erst wenn sich hierbei eine deutliche Ungleichheit in der Ausgiebigkeit oder Promptheit der Bewegung zeigt, hat man den Beweis für einseitige Herabsetzung der R. E., vorausgesetzt, daß sich die Ungleichheit nicht durch eine weitere Pupille und dadurch vermehrten Lichtzutritt erklärt.

haltenen Schirm nach außen ab[1]), um nach Fortnahme des Schirms sofort wieder zur Fixation überzugehen, so ist es nicht vollständig blind. Hochgradige Schwachsichtigkeit ist allerdings nicht ausgeschlossen. — Verdeckt und entblößt man ferner abwechselnd das als blind angegebene Auge, während man ein Fixationsobjekt bald nahe, bald fern vor die Augen hält, und richtet sich das betreffende Auge stets rasch und sicher auf den Fixationsgegenstand ein, auch wenn sich dieser außerhalb der muskulären Mesoropterlage befindet, so ist das Auge gleichfalls sicher nicht blind. (Knapp.)[2]

Die Einstellungstendenz des angeblich blinden Auges kann man mit einem Prisma prüfen. Die Methode wird gewöhnlich auf v. Welz zurückgeführt, der dieselbe auf dem Kongreß in Paris 1867 zum Vortrag brachte[3]), doch ist sie schon zu Anfang desselben Jahres in den Zehender' schen Monatsblättern von A. Graefe erwähnt.

Man hält ein Prisma (6—18⁰) mit der Basis nach innen oder außen vor das angeblich blinde Auge und läßt nun irgend einen Gegenstand, am besten Sehproben oder auch eine Flamme sowohl in der Ferne oder in der Nähe fixieren. Sucht das angeblich blinde Auge die Prismenwirkung durch Fusionsbewegungen auszugleichen und geht es nach Fortnahme des Prismas sofort wieder in die normale Blickrichtung über, so kann es nicht völlig blind sein.

Falls keine Fusionsbewegungen auftreten, ist natürlich in keiner Weise bewiesen, daß Amaurose vorliegt. Eigentlich sollten in diesem Falle Doppelbilder entstehen. Diese kann jedoch ein Simulant leugnen, auch kommt es ja vor, daß sie selbst bei gutem Willen des Untersuchten nicht zur Perzeption gelangen.

Welcher Prismengrad sich am besten für diese Untersuchung eignet, läßt sich nicht für alle Fälle gleichmäßig be-

---

[1]) Der zu fixierende Gegenstand ist so nahe heranzuführen, bis dieses Abweichen eintritt.

[2]) s. L.-V. Nr. 81. [3]) s. L.-V. Nr. 146.

stimmen. Knapp empfiehlt ein Prisma von 12⁰. Wenn das auch im allgemeinen zutrifft, so muß man doch nach meinen diesbezüglichen Erfahrungen in dem angegebenen Rahmen (6—18⁰)[1]) oftmals die verschiedensten Prismen probieren, ehe man deutliche Fusionsbewegungen sieht.

Wie man bei Angabe einseitiger Amblyopie einen Anhalt für die Wahrheit der Angaben des Untersuchten gewinnen kann, schildert A. Graefe (Graefe-Saemisch S. 206 und 207) folgendermaßen:

„Prismen vor das als gut angegebene Auge gelegt, veranlassen die gewöhnliche Drehung desselben nach der Richtung ihrer Kante. Macht das andere Auge hierbei stets eine assoziierte Mitbewegung, während andererseits beide Augen, wenn das letztere mit Prismen bewaffnet wird, ihre Ruhestellung vollkommen behaupten, zeigen sich mithin unter keinen Umständen Fusion anstrebende Bewegungen, so spricht dieses Verhalten sehr, wenn auch nicht absolut, für die Richtigkeit der von dem Untersuchten aufgestellten Behauptung.“

Jedenfalls spricht dies Verhalten sehr für eine Herabsetzung der Sehleistung des betreffenden Auges, wenn auch der Grad derselben immer noch wesentlich übertrieben sein kann.

In einer Anmerkung fügt Graefe noch hinzu:

„Treten bei Vorlegung von Prismen vor das angeblich nicht sehende Auge nicht sowohl die charakteristischen kompensatorischen als vielmehr unbestimmt hin und her irrende Bewegungen des einen oder beider Augen auf, so vermehren dieselben einen etwaigen Verdacht auf Simulation nur dann, wenn die Anwesenheit einseitiger, vollkommener Amaurose behauptet wurde. Es bekunden jene regellosen Bewegungen nämlich stets eine gewisse Verwirrung der jetzt mehr oder weniger bestimmt auftretenden Diplopie gegenüber, wie solche wohl bei einseitiger Amblyopie, nicht aber bei Amaurose vorkommen können.“

Noch auf eine andere ihm mehrfach begegnete Erscheinung bei der Prismenprüfung, die nach seiner Ansicht zu Gunsten der Angaben des Untersuchten spricht, weist Graefe ebendaselbst hin und gibt ein diesbezügliches Beispiel mit folgenden Worten: „Ich untersuchte einen Soldaten, welcher linkerseits von Kindheit her nur hell und dunkel unterscheiden zu können angab. Schielen sollte nie vorhanden gewesen sein, weitere diagnostische Anhaltspunkte fehlten. Alle Versuche, etwaige

---

[1]) Welz empfiehlt 3—25⁰.

Simulation nachzuweisen, fielen durchaus zu Gunsten des Kranken aus, nur fiel in suspekter Weise auf, daß bei r e c h t s seitiger Fixation das linke Auge, w u r d e e s m i t d e r H a n d bedeckt, eine kleine, krampfhafte Abduktionsbewegung machte, welche doch nicht eintrat, w e n n b e i d e A u g e n u n t e r g l e i c h e n U m s t ä n d e n g e - ö f f n e t w a r e n. Konnte diese Erscheinung doch immer auf eine gewisse Beteiligung des linken Auges beim Sehakt hindeuten! Bei Anlegung der Prismen vor das rechte Auge entstanden stets die kompensatorischen Bewegungen dieses und die assoziierten Mitbewegungen des anderen, während bei variabelster Anlegung der verschiedensten Prismen in vertikaler oder in seitlicher Richtung vor das linke Auge i m m e r n u r d i e s e l b e k l e i n e a b d u z i e r e n d e B e w e g u n g w i e u n t e r d e r d e c k e n d e n H a n d s i c h g e l t e n d m a c h t e, d. h. eine Bewegung, welche der Prismenwirkung in keiner Weise entsprach. Auch diese eigentümliche Erscheinung glaubte ich in Einklang mit den bereits gewonnenen Untersuchungsresultaten eher zu Gunsten der Angaben des Kranken verwerten zu können."

3. V o r s c h l a g v o n B e r t h o l d.

Zu den objektiven Untersuchungsmethoden ist auch der Vorschlag von B e r t h o l d[1]) zu rechnen, daß man den Untersuchten aus einem Buche laut vorlesen lassen und ihm alsdann ein schwaches Prisma mit der Basis nach oben (sodaß die Basis den Zeilen parallel steht) vor das angeblich blinde Auge halten soll. Für den auf beiden Augen sehtüchtigen Simulanten kommt es auf diese Weise leicht dazu, daß sich zwei übereinanderstehende Zeilen zu decken scheinen und dadurch das Lesen sehr erschwert oder unmöglich gemacht wird, zumal wenn man das Prisma andauernd um eine durch die Mitte desselben gehende, der Basis parallel laufende Axe hin und her dreht. Eine deutlich hierbei zu Tage tretende Erschwerung des Lesens würde zweifellos für Simulation sprechen, während ein ruhiges Weiterlesen allerdings nicht das Gegenteil beweist.[2])

4. V o r s c h l a g v o n B a u d r y.

B a u d r y[3]) empfiehlt ferner, dem Untersuchten ein Prisma mit der Basis nach oben vor das angeblich blinde Auge zu setzen und ihn alsdann eine ihm unbekannte Treppe schnell herauf und herabgehen zu lassen, was, falls beide Augen sehtüchtig sind, gleichfalls mit Schwierigkeiten verbunden ist und dementsprechend oft zu Stockungen führt.

---

[1]) s. L.-V. Nr. 20.

[2]) In ähnlicher Weise gelingt es zuweilen dadurch, daß man gegen ein Auge eine Fingerkuppe und diese in vibrierende Bewegung setzt, dem anderen Auge ein dauerndes fließendes Lesen unmöglich zu machen (W a r l o m o n t), zumal wenn man häufig den Platz der Fingerkuppe wechselt.

[3]) s. L.-V. Nr. 11.

5. Vorschlag von Bastier.

Einige andere objektive Untersuchungsmethoden, die vornehmlich bei Simulation doppelseitiger Blindheit und hochgradiger Schwachsichtigkeit in Betracht kommen, übergehe ich einstweilen; dagegen möchte ich hier noch auf die mehr scherzhafte, von Bastier[1]) erwähnte Entlarvungsmethode hinweisen, die darin besteht, daß man dem Untersuchten eine Zigarette anbietet. Schiebt er sie zufällig in denjenigen Mundwinkel, der seinem angeblich blinden Auge entspricht, und zündet sie hier ohne Schwierigkeit mit einem Streichholz an, so kann Blindheit des betreffenden Auges, wie man sich selbst durch einen Versuch leicht überzeugen kann, nicht gut vorliegen.

B. Subjektive Untersuchungsmethoden.

Alle hierher gehörigen Methoden beruhen darauf, daß der Untersuchte in den Glauben versetzt wird, er sehe ihm vorgehaltene Prüfungsobjekte mit seinem gesunden Auge, während er sie tatsächlich mit dem angeblich blinden oder schwachsichtigen Auge wahrnimmt. Leicht gelingt diese Täuschung im allgemeinen, wenn beide Augen ein gleich gutes Sehvermögen haben. Schwieriger ist es zuweilen, wenn das als blind oder hochgradig schwachsichtig angegebene Auge in der Tat schwachsichtig ist, da der Untersuchte an den etwas undeutlicheren Konturen erkennen kann, wann sein schwächeres Auge ausschließlich in Funktion tritt.

Läßt sich der Fehler des Auges durch Gläser ausgleichen, so hat dieses natürlich in erster Linie zu geschehen. Ist dies jedoch nicht möglich, so kann man zunächst versuchen, durch Vorsetzen von Konvexgläsern vor das gute Auge, dessen Sehleistung entsprechend herabzusetzen. Zweckmäßiger ist es oft noch, die Leistungsfähigkeit beider Augen durch Vorsetzen verschieden gesättigter grauer oder blauer Gläser (vor das gute Auge kommt natürlich das dunklere Glas) zu beeinträchtigen, da dann dem Untersuchten die Unterscheidung, was er mit jedem Auge sieht, noch mehr erschwert wird. Helfen kann man sich ferner auch dadurch, daß man die Sehproben, die von dem angeblichen kranken Auge wahrgenommen werden sollen, gegenüber den für das gesunde in Erscheinung tretenden besonders scharf markiert, während

---

[1]) s. L.-V. Nr. 10.

letztere mehr verschwommen dargestellt werden. — Im Einzelnen wird noch im Folgenden auf diesbezügliche Maßnahmen Bezug genommen, doch gelingt es meist auch ohne solche besonderen Vorkehrungen, die Simulation festzustellen. — Der etwa bestehenden Neigung des Untersuchten, während der Prüfungen sein schwaches Auge häufig zuzukneifen und sich dadurch zu orientieren, muß man durch sorgfältige Beobachtung, häufige Untersuchung (Ermüden des Exploranden) oder schließlich durch Offenhaltenlassen des Auges durch einen Gehilfen entgegentreten. — Schielende fixieren sehr häufig, wenn das nicht schielende Auge kein Fixierungsobjekt vor sich hat, mit dem schielenden Auge, so daß dann ihre Überführung sich ziemlich leicht gestaltet, in anderem Falle ist insbesondere das unter 5 beschriebene H e r t e r'sche Verfahren für sie geeignet.

Die Mittel, die nun in dem erwähnten Sinne zur Entlarvung einseitiger Blindheit und Schwachsichtigkeit angewandt werden können, möchte ich in folgender Weise rubrizieren:

1. E i n f a c h e B r i l l e n g l ä s e r.
2. F a r b i g e G l ä s e r u n d f a r b i g e B u c h -
    s t a b e n.
3. P r i s m e n u n d a u s s o l c h e n z u s a m -
    m e n g e s e t z t e A p p a r a t e (a u s s c h l i e ß -
    l i c h S t e r e o s k o p e).
4. S t e r e o s k o p e m i t e n t s p r e c h e n d e n
    V o r l a g e n.
5. S p i e g e l u n d a u f d e r e n W i r k u n g b e -
    r u h e n d e A p p a r a t e.
6. A p p a r a t e, d i e e i n e K r e u z u n g d e r
    B l i c k l i n i e n b e w i r k e n.
7. V e r f a h r e n, w e l c h e d a r a u f a b z i e l e n,
    d u r c h E i n s c h a l t u n g e i n e s s c h m a l e n
    G e g e n s t a n d e s i n d i e B l i c k r i c h t u n g
    d e r A u g e n f ü r j e d e s d e r s e l b e n e i n e n
    T e i l d e s G e s i c h t s f e l d e s z u v e r -
    d e c k e n.
8. A p p a r a t e, w e l c h e d i e A n w e n d u n g
    m e h r e r e r d e r v o r e r w ä h n t e n G r u n d -
    i d e e n v e r e i n i g e n.

9. **M e d i k a m e n t e.**

10. **P r ü f u n g d e s G e s i c h t s - u n d d e s B l i c k f e l d e s , P r ü f u n g d e s T i e f e n - s c h ä t z u n g s v e r m ö g e n s u n d e i n i g e a n d e r e e i n z e l n d a s t e h e n d e M e t h o - d e n.**

1. V e r w e n d u n g der gewöhnlichen B r i l l e n - g l ä s e r d e s B r i l l e n k a s t e n s.

a) P l a n e o d e r s p h ä r i s c h e G l ä s e r.

S c h e n k l. Am einfachsten ist das wohl zuerst 1875 von S c h e n k l[1]) veröffentlichte Verfahren. — Man setzt dem Untersuchten vor das gesunde Auge ein starkes Konvexglas (von 3—4 Zoll Brennweite), vor das angeblich blinde ein planes bezw. ein die Refraktionsanomalie korrigierendes[2]) Glas. — Darauf, daß er durch ein ihm völlig durchsichtig erscheinendes Glas in der Ferne nichts sollte erkennen können, ist der Simulant nicht gefaßt und gibt in dem Glauben, mit seinem gesunden Auge zu sehen, zumal wenn man ihm durch schnelle Prüfung keine Zeit zur Orientierung läßt, meist eine dementsprechende Sehleistung zu. Man bedeckt alsdann sein angeblich schlechtes Auge, fordert ihn auf, weiter zu lesen, und überzeugt ihn hierdurch von seiner Entlarvung. So durchsichtig die Methode vielleicht erscheint, so ist es mir doch wiederholt aufs Schnellste gelungen, in dieser Weise Simulanten zu überführen.

S i l e x. Um den Untersuchten zunächst sicher zu machen, verfährt S i l e x[3]) in der Weise, daß er, indem er sich nur mit dem sehenden Auge zu beschäftigen scheint, vor dieses nacheinander eine Anzahl verschiedener Gläser, meist schwache Konkavgläser, bringt und dann plötzlich, jedoch unauffällig, ein starkes Konvexglas vorhält.

A l f r e d G r a e f e. Von A. G r a e f e rührt, soviel ich weiß, der Vorschlag her, vor das gute Auge ein Konvexglas mittlerer Brennweite, etwa + 6,0, zu halten und kleine Schriftproben zunächst in der Nähe lesen zu lassen. Allmählich entfernt man die Schriftproben mehr und mehr. Liest der Untersuchte weiter, wenn das Prüfungsobjekt die durch das Glas geschaffene Fernpunktregion überschritten hat, so kann dies

---

[1]) s. L.-V. Nr. 119. [2]) W i c h e r k i e w i c z. s. L.-V. Nr. 142. [3]) s. s. Lehrbuch.

nur mit dem „amblyopischen" Auge geschehen sein. Bei Hypermetropen muß man natürlich ein entsprechend stärkeres Konvexglas nehmen.

Nach meinen Erfahrungen merkt der Untersuchte den Übergang allerdings sehr leicht.

S e g a l. Interessant, wenn auch nur für die Feststellung des Lichtempfindungsvermögens verwertbar, sind noch die nachstehenden Angaben von S e g a l[1]). Eine Kerzenflamme erscheint durch ein starkes Konvexglas wie ein Feuerball. Setzt man vor das gute Auge ein starkes Konvexglas und läßt eine einige Meter entfernte Kerzenflamme betrachten, so wird der Simulant sich häufig durch seine Angaben über das, was er sieht, verraten. — Bestäubt man ferner beide Gläser einer Brille an der dem Objekt zugekehrten Seite fein mit Lycopodium, so erscheint eine durch eine solche Brille betrachtete Flamme von Regenbogenkreisen umgeben. Nachdem man den Untersuchten hiervon zunächst überzeugt hat, entfernt man möglichst unauffällig das Lycopodium von dem dem guten Auge entsprechenden Glase. Sieht der Untersuchte auch dann noch die Regenbogenfarben, so ist er entlarvt.

B a r o f f i o. Hauptsächlich wohl für diejenigen Ärzte berechnet, die nicht in der Lage sind, objektiv den Refraktionszustand ihrer Klienten zu bestimmen, hat B a r o f f i o[2]) 1887 noch folgendes Experiment angegeben: Man setzt dem zu Untersuchenden ein Brillengestell auf, das entsprechend dem „blinden" Auge ein Planglas und entsprechend dem gesunden Auge ein Konvex- oder Konkavglas von 3—4 Dioptrien trägt. Liest der Untersuchte alsdann bei Anwendung des $+$ Glases gut in der Ferne und ebenso bei Anwendung des $-$ Glases gut in der Nähe, so geschieht dies nach B a r o f f i o zweifellos mit dem anderen Auge. — Zu berücksichtigen ist, daß ein junger Mensch von 20 Jahren, der eine Weitsichtigkeit von 3 Dioptrien hat, wenigstens bei Anwendung eines Glases von $+$ bezw. — 3 Dioptrien wohl im Stande sein kann, mit dem in dieser Weise bewaffneten Auge sowohl für die Ferne als auch in einer Entfernung von nur 25 cm volle Sehschärfe zu zeigen, da ihm ja noch über 10 Dioptrien Akkommodationsbreite zur Verfügung stehen. Bei jugendlichen Individuen hat man also etwas stärkere Gläser zu nehmen oder die Sehproben in größere Nähe zu bringen. Man muß sich stets die dem Lebensalter des betreffenden Individuums entsprechende Akkommodationsbreite vergegenwärtigen.

b) Z y l i n d r i s c h e G l ä s e r.

J a k s o n. Besonders zweckmäßig ist das Verfahren von J a k s o n[3]). Vor das „blinde" Auge wird ein Planglas oder das korrigierende Glas gesetzt, vor das gute Auge werden zwei sich ausgleichende starke Zylindergläser gebracht. Nachdem der Untersuchte zunächst überzeugt ist, daß er durch diese beiden Gläser völlig gut sehen kann, wird

---

[1]) s. L.-V. Nr. 128.   [2]) s. L.-V. Nr. 7.   [3]) s. L.-V. Nr. 77.

unmerklich eines derselben um 90⁰ gedreht. Das Auge wird dadurch in ähnlicher, jedoch noch unauffälligerer Weise wie beim S c h e n k l'schen Verfahren vom Sehakt ausgeschlossen.

K u g e l[1]) hat folgende Methoden angegeben:

a) Vor das sehkräftige Auge wird ein starkes zylindrisches Glas gesetzt und als Sehprobe wird ein Stück Papier vorgehalten, auf dem sich eine Reihe untereinander paralleler Linien in solcher Distanz und Richtung aufgezeichnet befinden, daß ihre Zahl durch das erwähnte Glas hindurch nicht erkannt werden kann. Werden sie trotzdem gezählt, so ist dies durch das angeblich blinde Auge geschehen.

b) Auf einem Blatt Papier werden nach demselben Prinzip wie bei a) mehrere untereinander parallele horizontale Linien und darauf noch mehrere senkrechte Linien gezogen, die die ersteren kreuzen. Nun bewaffnet man beide Augen mit einem starken Zylinderglase, sodaß die Axe des einen horizontal, die des anderen senkrecht steht. Ein beiderseits Normalsichtiger wird das Kreuz sowohl als auch die Zahl der Linien erkennen, ein Einäugiger ist dazu außer Stande. Der Simulant entlarvt sich eventuell dadurch, daß er angibt, deutlich Kreuz und beide Linienreihen zu sehen, oder aber dadurch, daß er diejenige Linienreihe deutlich zu erkennen angibt, die er nur durch das vor seinem „blinden" Auge befindliche Glas erkennen kann.

c) Läßt man durch dieselbe Brille einen leuchtenden Punkt betrachten (in der vorderen Wand eines kleinen Kastens, in dem sich ein Licht befindet, wird eine kleine runde Öffnung [3 mm Durchmesser] angebracht), so sieht der beiderseits Sehtüchtige zwei sich kreuzende leuchtende Linien; der Simulant kann dieser Erscheinung gegenüber sich leicht durch seine Angaben verraten.

P o l i g n a n i[2]) gab dem K u g e l'schen Kasten mehrere Löcher mit farbigen Glasscheiben.

L i p p i n c o t[3]) sucht den Untersuchten dadurch in Widersprüche zu verwickeln, daß er ihm abwechselnd vor das eine oder das andere Auge ein schwaches Zylinderglas (2 D.) setzt und nunmehr quadratische Figuren betrachten läßt. Der Untersuchte hat anzugeben, ob eine und ev. welche Seite der Figuren ihm höher erscheint. Zweckmäßig ist es, das andere Auge stets gleichfalls mit einem Glas und zwar einem Planglas zu versehen, sodaß der Untersuchte sich weniger leicht klar darüber wird, für welches seiner Augen die Figuren eine verzogene Form angenommen haben.

2. V e r w e n d u n g f a r b i g e r G l ä s e r u n d f a r b i g e r B u c h s t a b e n.

Grünes Glas löscht grüne Schrift auf weißem Papier,
rote   „   „   schwarzem „

---

[1]) s. L.-V. Nr. 84. [2]) s. L.-V. Nr. 105. [3]) s. L.-V. Nr. 87.

Rotes Glas löscht rote   Schrift auf weißem Papier,
                   gelbe   „   „   „   „
                   grüne   „   „   schwarzem „
Blaues Glas löscht blaue   „   „   weißem   „

Diese, wie weiter unten erwähnt, für rot am vollkommensten zutreffenden Tatsachen benutzte zuerst S n e l l e n. Er schrieb darüber am 18. 7. 77 an Z e h e n d e r[1]): „Man mache die Sehversuche mit einer Reihe roter und grüner Probebuchstaben, während man das gute Auge mit einem grünen Glase verdeckt. — Ist das zweite Auge wirklich blind, dann werden nur die Buchstaben einer Farbe erkannt, und zwar die grünen, wenn die farbigen Buchstaben auf schwarzem Grunde gedruckt sind, wie z. B. die S t i l l i n g'schen Tafeln; dagegen die roten, wenn man farbige Buchstaben auf hellem Grunde benutzt, wie z. B. das Titelblatt „Färgblindheten von F. H o l m g r e n , Upsala 1877".

Seinen „Optotypi" fügte S n e l l e n demzufolge eine Tafel hinzu, die auf matt schwarzem Grunde die beiden großen Buchstaben A und V in roter bezw. grüner Farbe enthält, auch gab er die bekannten schwarzen Glastafeln an, deren farblos gehaltene Buchstaben durch rote und grüne Scheiben farbig zu machen sind.

R a v a. Um in der chronologischen Reihenfolge zu bleiben, ist zunächst der etwas primitive, jetzt wohl kaum noch in Gebrauch befindliche Apparat von R a v a[2]) (1881) zu erwähnen, ein rechteckiger Kasten, dessen obere Wand aus mattgeschliffenem Glase besteht und dessen hintere Wand innen rot gefärbt ist, während die anderen Wände völlig schwarz sind. Die vordere Wand zeigt zwei Öffnungen für die Augen, die durch einfache plane Gläser geschlossen sind. Mit Hilfe eines Schiebers kann man in die Blickrichtung des einen oder des anderen Auges ein grünes Glas bringen, durch welches der Hintergrund natürlich schwarz erscheint. Gibt der Untersuchte, nachdem das grüne Glas vor sein „gutes Auge" gestellt ist, als Farbe des Hintergrundes dennoch rot

---

[1]) s. L.-V. Nr. 146.

[2]) Annal. di ottal. X. 289—291. Die Arbeit ist mir persönlich nicht zugänglich gewesen. Die Angaben sind der Arbeit von B a u d r y (s. L.-V. Nr. 11) entnommen.

an, so kann er diese Farbe nur mit seinem „blinden" Auge wahrgenommen haben.

S t o e b e r. Zweckmäßiger ist schon die von S t o e - b e r[1]) 1883 angegebene Zusammenstellung diesbezüglicher Sehproben:

Auf 6 kleinen viereckigen Glasscheiben, von denen abwechselnd die eine rot, die andere grün ist, hat St. sich schwarze Buchstaben anbringen lassen, die in abgestufter Reihenfolge einer Sehprobentafel entnommen sind. Die Glastafeln sind dann in Kartonpapier eingerahmt, wie die Blätter eines Albums zusammengefügt und auch mit einem dementsprechenden Einband versehen. Bei der Sehprüfung werden die Blätter nach einander gegen das Fenster gehalten; der Untersuchte, der sich in einer Entfernung von 5 m von denselben befindet, erhält eine Brille vorgesetzt, die auf der einen Seite ein rotes, auf der anderen Seite ein grünes Glas trägt. Das Ergebnis ist natürlich dasselbe, als wenn sich farbige Buchstaben auf schwarzem Hintergrund befänden.

D u j a r d i n. D u j a r d i n-Lille benutzte nach L. F r o e l i c h[2]) und B a u d r y[3]) 1883 eine Sehprobentafel, die im übrigen den sonst gebräuchlichen Sehprobentafeln für die Ferne entsprach, deren Buchstaben jedoch teils schwarz, teils rot waren (auf weißem Hintergrund). Vor das als gesund bezeichnete Auge wurde ein entsprechend nuanziertes rotes Glas gesetzt.

B r a v a i s[4]) (1884) baute das Verfahren in folgender vorteilhafter Weise weiter aus. Der verdächtige Patient erhält eine Brille, bestehend aus einem roten und einem blauen Glase, die gewöhnlich so zur Verwendung gelangt, daß das rote Glas vor das gesunde Auge zu stehen kommt. Entsprechende Sehproben stellt man sich auf weißem Papier mittelst eines gewöhnlichen blauen und roten Büreaustiftes selber her, wobei die blauen Buchstaben, durch ein rotes Glas betrachtet, völlig dasselbe Aussehen haben, wie die roten, durch ein entsprechend blaues Glas gesehenen, während die gleichnamig gefärbten Buchstaben durch die betreffenden Gläser verschwinden. — Sinnreich sind auch die Vorschläge

---

[1]) s. L.-V. Nr. 136. [2]) s. L.-V. Nr. 42. [3]) s. L.-V. Nr. 11. [4]) s. L.-V. Nr. 25.

B r a v a i s', die er bezüglich der Art der als Sehprobe zu verwendenden Worte und Sätze macht. So rät er, vorwiegend solche Worte und Sätze zu wählen und teils mit blauen, teils mit rotem Stift niederzuschreiben, die bei Fortfall der roten Buchstaben immer noch einen Sinn, wenn auch einen anderen ergeben. Als Beispiele seien zunächst die Doppelworte Laubwald, Hochzeit, Feiertag, Rebensaft, Weintraube erwähnt, von denen die letzte bezw. die beiden letzten Silben mit Rotstift, die übrigen mit Blaustift geschrieben werden sollen. Auch Worte, in denen andere eingeschachtelt sind, werden empfohlen. So: Beurteilung, Werner, kalt etc., bei denen urteil, Wer und alt in blauen, die übrigen Buchstaben in roten Lettern aufzuzeichnen wären. Besonders instruktiv sind schließlich noch die Sätze: „Ich habe k e i n e Furcht", „Ich sehe n i c h t ganz gut", in denen das verneinende Wort in roter Farbe wiedergegeben werden soll. Der wirklich einäugig Blinde wird, wenn vor seinem guten Auge ein rotes Glas sich befindet, die Worte „kein" und „nicht" anstandslos auslassen. Auf den Simulanten wird dagegen durch diese Sätze gewissermaßen ein psychischer Zwang ausgeübt, die Negation mitzulesen, weil er sonst fürchtet, ein offenes Bekenntnis seiner „edlen" Seele auszusprechen.

B a u d r y hat in seiner Monographie (S. 48/49) hinzugefügt, daß man dieses Vorgehen noch in der Weise modifizieren kann, daß man die Buchstaben mit schwarzem Bleistift auf Tafeln, die zur Hälfte rot, zur Hälfte blau gefärbt sind, aufzeichnet, wodurch natürlich ähnliche Bedingungen geschaffen werden.

M i c h a u d. Das Jahr 1888 brachte zwei neue zweckmäßige Modifikationen (M i c h a u d und B a s t i e r). M i c h a u d[1]) schlug vor, von großen lateinischen Lettern die einzelnen Striche mit verschiedenen Farben (gelb ausgenommen) zu zeichnen, und zwar in der Weise, daß nach Abrechnung der roten Striche immer noch ein voller, wenn auch ein anderer Buchstabe übrig bleibe. Wenn bei einem E die drei horizontalen Striche etc. rot gezeichnet werden und der Buchstabe alsdann durch ein rotes Glas betrachtet wird, sieht man nicht ein E, sondern ein I. Ebenso läßt

---

[1]) s. L.-V. Nr. 92.

sich ein E in ein F oder ein L, ein B in ein P verwandeln usw.

Mehrere derartige zu einem Worte vereinigte Buchstaben geben dementsprechend unter Umständen ein neues Wort. — M i c h a u d gibt hierfür nur französische Beispiele, während F r o e l i c h-Genf auch einige deutsche hinzufügt: BERATEN-PIRATEN; und das Wort OESTERREICH, aus dem sich nach F r o e l i c h 30 verschiedene Variationen bilden lassen. OFT, ESTER, STEPPE, TEPPICH usw. Aus EHER wird ferner bei entsprechender Färbung einzelner Striche EIER, aus WETTER . . . . WEITER etc.

B a s t i e r[1]) riet, sich 4 Tafeln anzufertigen, eine erste mit roten und blauen, eine zweite mit roten und grünen, eine dritte mit grünen und blauen und eine vierte, auf der Buchstaben in allen genannten 3 Farben vertreten sind. Im allgemeinen soll nun das gesunde Auge mit einem Glas armiert werden, das einer der Farben entspricht, die auf der jeweilig vorgehaltenen Sehprobentafel vertreten sind, doch empfiehlt B. auch, zuweilen bei Benutzung einer der zweifarbigen Tafeln ein Glas der dritten Farbe vorzuhalten, durch welches die betreffenden Buchstaben alle schwarz erscheinen und also sämtlich gelesen werden müssen. Der Simulant glaubt vielleicht, auch dann einen Teil der Buchstaben leugnen zu müssen, wodurch er natürlich entlarvt ist.

M u l l i e r. Von der Möglichkeit ausgehend, daß, zumal wenn nur das gesunde Auge mit einem farbigen (roten) Glas versehen wird, ein mit dem Verfahren Vertrauter sich eventuell darüber orientieren kann, welche Buchstaben rot gezeichnet sind und somit von ihm nicht erkannt werden dürfen, wenn er nicht aus der Rolle fallen will, suchte M u l l i e r[2]) dem Untersuchten dadurch eine Falle zu stellen, daß er einzelne rote Buchstaben in leichter unauffälliger Weise mit dem Bleistift nachzieht. Wenn dies in geschickter Weise ausgeführt wird, so erscheint die Farbe im allgemeinen kaum verändert, trotzdem sind die so behandelten Buchstaben nunmehr in geeigneter Entfernung durch ein rotes Glas erkennbar. Leugnet der Untersuchte auch jetzt das Erkennen derselben, so ist wenigstens seine mala voluntas erwiesen. Be-

---

sonders empfiehlt es sich m. E., dieselbe Sehprobe zunächst ohne die vorerwähnten Bleistiftstriche und dann noch einmal nach Hinzufügung derselben lesen zu lassen.

Vanderstraeten. In ähnlichem Sinne riet Vanderstracten[1]) (1892), gelbe Buchstaben zu verwenden. Wenn ein unterrichteter Simulant auch darüber orientiert ist, daß er rote Buchstaben durch ein rotes Glas nicht erkennen darf, so ist es ihm doch meistens unbekannt, daß auch gelbe Buchstaben hinter einem roten Glase verschwinden, und entlarvt er sich dementsprechend durch Mitlesen derselben.

Nieden. Um sich gegen das von manchen Untersuchten beliebte, zum Zweck der Orientierung vorgenommene, vorübergehende Zukneifen des „blinden" Auges zu schützen, und um denselben überhaupt an längerer Überlegung zu hindern, hat Nieden[2]) (1893) vorgeschlagen, sich einen einfachen Apparat, in dem durch einen Schieber die verschiedenfarbigen Buchstaben in rasch wechselnder Reihenfolge auftauchen können, anzufertigen und sich schnell die auftauchenden Buchstaben nennen zu lassen. Es ist dadurch gewiß auch ein besonders geschickter Simulant irre zu führen. — Man kann übrigens m. E. in sehr bequemer Weise die bei den stereoskopischen Versuchen noch zu erwähnende Burchardt'sche Schiebervorlage zu diesem Zweck benutzen, wenn man sich einzelne Schieber mit farbigen Buchstaben herstellt. —

Minor (1893) hat es nach Baudry und Friedenberg[3]) für vorteilhaft erachtet, sich Sehprobentafeln mit farbigen Buchstaben (rot und grün) auf mattgrauem Hintergrund anfertigen zu lassen, deren besonderer Nutzen mir nicht recht einleuchten will.

v. Haselberg[4]) hat 1901 dem Mangel an reichhaltigen schwarzroten Tafeln abgeholfen. Er lieferte zwei große Tafeln auf weißem Papier mit je 6 Reihen Buchstaben und Zahlen (Snellen 60—8), die aus rot und schwarz kombiniert sind. (Das E enthält ein F oder auch ein L etc.). Vor das gute Auge kommt ein rotes Glas, vor das angeblich

---

1) s. L.-V. Nr. 138. 2) s. L.-V. Nr. 97. 3) s. L.-V. Nr. 39. 4) s. L.-V. Nr. 57.

schlechte ein blaugrünes. Bevor man die entscheidende Prüfung macht, läßt man den Untersuchten durch farbige Gläser zur Einübung gewöhnliche Tafeln lesen. Der Simulant einseitiger Schwachsichtigkeit oder Blindheit verrät an diesen Tafeln seine wirkliche Sehschärfe, wobei zu beachten, daß wegen der Verdunklung durch die Gläser die Leistungen entsprechend höher zu bewerten sind, so daß 6/8 als 6/6 gelten kann. Hieraus folgt endlich die Möglichkeit einer weiteren Überführung. Die Verdunklung wird vom Simulanten gewöhnlich nicht beachtet. Liest er nun durch die Farbengläser dieselben Reihen wie ohne solche, so hat er verraten, daß seine Sehschärfe besser ist, als er angibt.

v. Haselberg bemerkt noch, daß durch gleichfarbiges Glas nur rot, nicht grün und blau, völlig auszulöschen ist. Gläser in richtiger Färbung liefern Kraus, Optiker, und J. F. Bergmann, Verlagsbuchhändler, beide in Wiesbaden.

Farbige Gläser und Buchstaben sind zweifellos sehr gut verwertbar, speziell auch dort, wo es darauf ankommt, einer größeren Korona die Simulation zu demonstrieren. — Die den Brillenkästen beigegebenen Gläser genügen jedoch häufig den an sie für unsere Methode zu stellenden Forderungen nicht, und ist es ratsam, sie vorher genau zu prüfen. Da zum Vorsetzen vor das gesunde Auge meist ein rotes Glas verwandt wird, muß wenigstens dieses rote und gelbe Buchstaben auf weißem Grund und grüne auf schwarzem Grund völlig auslöschen, andere jedoch deutlich sichtbar lassen. Auch die erwähnten, von Optikern zu beziehenden Apparate sind nicht immer einwandfrei, und sollte man vor etwaigem Ankauf sich überzeugen, ob sie die zu stellenden Bedingungen erfüllen.

Bei Anfertigung farbiger Sehproben mit farbigen Stiften muß man jeden Druck, welcher Rinnen im Papier machen könnte, vermeiden.

Die Methoden von Dujardin, Bravais, Michaud und Bastier halte ich für gleich wertvoll, unter Umständen sind auch die von Mullier, Vanderstraeten und Nieden gemachten Vorschläge zu verwenden. Die engere Auswahl unter den Methoden muß der Liebhaberei des Einzelnen überlassen bleiben. Zweckmäßig ist es, sich unter Benutzung aller dieser Vorschläge eine kleine entsprechende Kollektion von Vorlagen anzufertigen und vorrätig zu halten.

Im allgemeinen ist es ratsam, beide Augen mit einem Glas, und zwar verschiedener Farbe zu versehen, da dann alle farbigen Buchstaben, soweit sie binokular wahrgenommen werden, gleichfarbig erscheinen. Unter Umständen, wenn man nicht sicher ist, ob sich der Untersuchte durch Zukneifen seines „blinden" Auges orientiert, kann es auch von Nutzen sein, nur vor das gesunde Auge ein rotes Glas zu setzen.

Anhangsweise ist hier übrigens noch ein Verfahren zu erwähnen, das streng genommen nicht hierher gehört, da es nur mit farbigen Gläsern, nicht mit farbigen Buchstaben arbeitet. Es ist das von K u g e l zuerst im Jahre 1870[1]) angegebene, später, 1889[2]), von ihm modifizierte Verfahren. K u g e l schreibt darüber (l. c. Seite 214): „Ich nehme zwei blau gefärbte Gläser von verschiedener Nuanzierung; gebe das dunkle vor das sehkräftige, das hellere vor das angeblich amblyopische Auge. Die betreffende Nummer der Schriftskala und die Differenz in der Nuanzierung der Gläser ist in der Weise gewählt, daß der Normalsichtige diese Nummer durch das Glas noch liest, während er sie durch das dunkel gefärbte Glas nicht mehr erkennen kann. Seitdem ich diese Modifikation verwende (K u g e l hatte früher zwei graue Gläser, von denen eins völlig undurchsichtig war, angewandt und hatte dann einzelne Fälle erlebt, in denen diese brüske Exklusion eines Auges vom Sehakte durch den Inquisiten bemerkt wurde), bin ich in fast allen Fällen von Simulation sowohl monokulärer Amaurosis, als auch von Amblyopie mit dieser Methode ganz gut ausgekommen. Jedenfalls ist auch dieses Verfahren zweckentsprechend.

3. V e r w e n d u n g v o n P r i s m e n u n d a u s s o l c h e n z u s a m m e n g e s e t z t e n A p p a r a t e n (a u s s c h l. S t e r e o s k o p e).

Gegenüber den anderen uns zur Verfügung stehenden Entlarvungsmethoden sind die Prismen, soweit es sich nicht

---

[1]) s. L.-V. Nr. 84. [2]) s. L.-V. Nr. 85.

um ihre Verwendung bei den objektiven Untersuchungsmethoden oder beim Stereoskop handelt, von ihrer früher innegehabten Vorzugsstellung etwas zurückgetreten. Es liegt dies daran, daß einerseits ihre Wirkung ziemlich allgemein bekannt geworden ist, und daß andererseits die durch sie erzeugten Bilder sich durch etwas unscharfe und zum Teil farbige Ränder kennzeichnen, wodurch es wenigstens dem Geübten gelingt, die Bilder, die er durch Prismen wahrnimmt, von den direkt wahrgenommenen zu unterscheiden.

Immerhin finden die Prismen noch vielfach mit Erfolg Verwendung, insbesondere in solchen Fällen, wo einseitige absolute Blindheit angegeben wird und zunächst nur festgestellt werden soll, daß überhaupt ein gewisses Sehvermögen vorhanden ist. Dementsprechend wird als Prüfungsobjekt meistens ein Licht verwandt.

A l b r e c h t v. G r a e f e. Der Erste, der das Prisma in den Dienst der Entlarvung von Simulanten stellte, war bekanntlich A l b r e c h t v. G r a e f e. Er schreibt darüber 1855[1]): „Es wird vor das gesunde Auge ein Prisma gehalten, am besten mit der Basis nach oben oder nach unten und der Simulant befragt, ob er ein vorgehaltenes Licht einfach oder doppelt sehe. Sieht derselbe zwei übereinander liegende Lichter, welche sich den Drehungen des Prismas entsprechend gegen einander vorschieben, so rührt das eine feststehende von dem zweiten Auge her und ist somit die Simulation entdeckt.“ — Es ist notwendig, ein etwas stärkeres Prisma (etwa von 12⁰ ab)[2]) zu nehmen, da durch ein schwächeres Prisma auch für den Einäugigen Doppelbilder (wenn auch sehr lichtschwache) entstehen können. — Zweckmäßig ist es ferner, dem Untersuchten nicht erst die Frage zu stellen, ob er zwei Lichter sehe, sondern, dies voraussetzend, einfach nach der Stellung der beiden Lichter zu einander zu fragen.

A l f r e d G r a e f e. Der Umstand, daß die Untersuchten vor der Angabe von Doppelbildern bei dieser Prüfung gewarnt sein können, gab bekanntlich A l f r e d G r a e f e 1867[3]) den Anlaß zu dem sinnreichen, speziell nach ihm benannten Verfahren. — Dadurch, daß er, und zwar anfangs

---

¹) s. L.-V. Nr. 47. ²) G r a e f e-Saemisch. S. 203. ³) s. L.-V. Nr. 51.

unter Verdeckung des „blinden" Auges, dem anderen Auge ein Prisma mit der Basis nach oben so vorhält, daß diese Basis in Höhe des Pupillargebiets steht, erzeugt er zunächst monokuläre Diplopie und benimmt so dem Untersuchten die Scheu vor der Zugabe der Doppelbilder. Dann wird nach unauffälliger Freigabe des „blinden" Auges, das Prisma um einige mm weiter nach oben vorgeschoben. Gibt der Untersuchte auch jetzt noch Doppelbilder und bei Drehung des Prismas entsprechende Bewegungen des einen Bildes zu, so ist er entlarvt. — Einwendungen gegenüber, daß es unter Umständen besonders bei enger Pupille recht schwer sei, die erforderliche monokuläre Diplopie zu erzeugen, führt G r a e f e das Nichtgelingen seines Experiments nur auf unzweckmäßige Ausführung zurück und gibt speziell in der neuesten Auflage von G r a e f e-Saemisch[1]) folgende präzise Anweisung: „Während des Fixierens einer 2 m entfernten, gerade vor dem zu Untersuchenden befindlichen Kerzenflamme, bei horizontaler Blickrichtung führt man ein 12—18⁰ Prisma quadratischer Form, Basis nach oben, von der Wange her sehr langsam in senkrecht aufsteigender Richtung dem Auge zu. Das Doppelbild tritt dann von unten her unfehlbar in Erscheinung, wenn die Prismenbasis etwa den unteren Kornealrand erreicht hat. Dies ist der Fall auch bei ungünstigen Verhältnissen, d. h. auch bei enger Pupille, welche man übrigens künstlich erweitern kann." G r a e f e fügt dem noch hinzu: „Ich habe mich dieses Versuchs auch dort bedient, wo es sich darum handelte, für das wirkliche Vorhandensein einseitiger Erblindung einen weiteren Beweis zu erbringen. — Fortgesetzte hartnäckige Verleugnung der Wahrnehmung jener zwei Bilder beim Monokularsehen, würde an sich schon den Entschluß des Untersuchten zur Simulation verraten."

Es läßt sich in der Tat in dieser Weise wohl stets monokuläres Doppelsehen hervorrufen.

G a l e z o w s k i. Um dasselbe noch einfacher und sicherer zu erzielen, hat G a l e z o w s k i 1886 in seinem Lehrbuch die Anwendung eines Kalkspath-Prismas vorgeschlagen. das alsdann, wie L. F r o e l i c h schreibt, mit

---

1) S. 204.

einer gewissen Fingerfertigkeit, ohne daß der Untersuchte es merke, mit einem anderen Prisma vertauscht werden soll.

Wie auch B a u d r y hervorhebt, sind jedoch die durch das Kalkspath-Prisma erzeugten Bilder derartig matt und unterscheiden sich so wesentlich von den durch andere Prismen erzeugten Doppelbildern, daß der Untersuchte ein solches Vorgehen stets sofort merken würde. — C o n r a d F r o e - l i c h empfiehlt daher ein derartiges Prisma nur als Prüfstein für die Ehrlichkeit des Untersuchten zu benutzen. Mir erscheint es überhaupt entbehrlich, da es ziemlich teuer ist (etwa 25 M) und der kleine Apparat von B a u d r y jedenfalls mehr leistet.

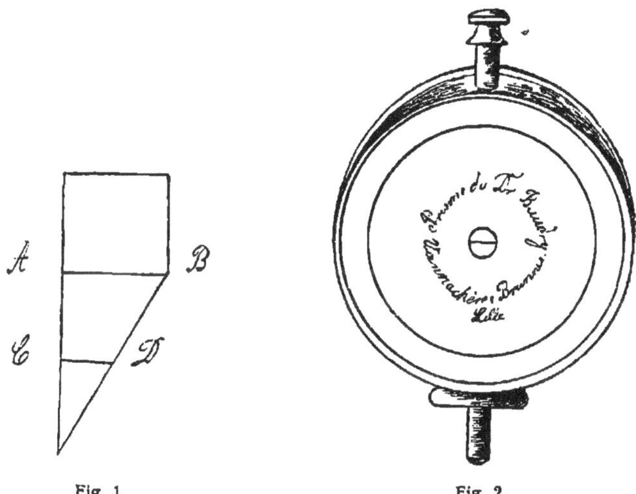

Fig. 1.   Fig. 2.

B a u d r y. Der B a u d r y'sche Apparat, den B. auf dem jüngsten Kongreß in Moskau demonstrierte und auch in seiner Monographie[1]) eingehend erläutert, ist zweifellos in seiner Art ausgezeichnet.[2])

Ein fein geschliffenes Glas, auf dem Durchschnitt von der obenstehenden Form (s. Fig. 1) ist in der Gegend der Linien C D und A B durch je einen Schnitt geteilt, jedoch wieder zusammengefügt. Dieses Glas ist in einem kleinen runden Kästchen (s. Fig. 2) untergebracht, das auf den

[1]) s. L.-V. Nr. 11 u. 12.
[2]) Zu beziehen von v a n A c k e r e et B r u n n e r, opticiens à Lille. Preis: 22 Francs.

beiden, einander gegenüber liegenden ebenen Flächen je eine zentrale Öffnung trägt, deren eine einen Durchmesser von 3, deren andere einen solchen von 6 mm besitzt. Durch einen einfachen Mechanismus (Druck auf einen Knopf) ist es leicht zu erreichen, daß entweder die Linie C D (einfache Prismenwirkung) oder A B (Wirkung der Prismenbasis) im horizontalen Durchmesser der beiden zentralen Öffnungen steht. Es ist leicht ersichtlich, in wie bequemer Weise der A l f r e d G r a e f e'sche Vorschlag mit dem B a u d r y'schen Apparat auszuführen ist.

Wenn der Untersuchte in die kleine zentrale Öffnung hinein und durch den Apparat hindurchblickt, wird die Wirkung desselben, bei Einstellung der Linie A B monokuläre Doppelbilder zu erzeugen, nie versagen. Dabei kann der Geprüfte an keinerlei Äußerlichkeit erkennen, ob die Linie A B oder C D eingestellt ist, da sich in beiden Fällen in der Mitte der zentralen Öffnung nur ein feiner Strich zeigt. — Um jede Unterscheidung der Doppelbilder unmöglich zu machen, rät B a u d r y noch, vor das Licht ein gesättigt rot gefärbtes Glas vorzuhalten.

M o n o y e r und C o n r a d F r o e l i c h. M o n o y e r hat bereits im Jahre 1876[1]) einen ähnlichen Apparat angegeben, in dessen Innern sich jedoch zwei mit der Basis aneinander gefügte Prismen (10⁰) befinden. Diese Zusammenstellung ist zweifellos nicht so zweckmäßig wie das B a u d r y'sche Prisma, da bei Benutzung des letzteren unter den verschiedenen Anwendungsweisen immer ganz dieselben Doppelbilder in derselben Entfernung von einander entstehen und der Untersuchte somit einen Unterschied zwischen den monokulären und binokulären Doppelbildern nicht bemerkt, während bei dem M o n o y e r'schen Doppelprisma die mit einem Auge wahrgenommenen Doppelbilder wegen der Einwirkung zweier Prismen weiter auseinander gerückt sind und somit bei gleichzeitigem Öffnen beider Augen nicht Diplopie, sondern Triplopie entsteht. — M o n o y e r hat dann noch vorgeschlagen, sich verschiedenfarbiger Prismen (wie später N i c a t i[2]) und ferner eines Apparates zu bedienen, der sich von dem Vorerwähnten nur dadurch unterscheidet, daß durch einen besonderen Mechanismus die Prismen etwas von einander entfernt werden können. Es würde sich auf diese Weise monokuläre Triplopie und unter Benutzung zweier solcher Apparate eventuell binokuläre Pentaplopie erzeugen lassen und dadurch ein Simulant leicht in Verwirrung zu bringen sein.

M a g n a n i[3]) fügt zwei stärkere Prismen mit der brechenden Kante zusammen. Hinter der Vereinigungslinie entsteht ein Feld totaler Ab-

---

[1]) s. L.-V. Nr. 95.　[2]) s. L.-V. Nr. 96.　[3]) s. L.-V. Nr. 89.

lenkung. Befindet sich die ganze Pupille innerhalb dieses Feldes, so kann das Auge von dem Sehobjekt nichts wahrnehmen. Während nun der Untersuchte eine Sehprobetafel liest, wird das Doppelprisma langsam an dem angeblich allein sehenden Auge vorübergeschoben. Erfolgt beim Passieren der Vereinigungslinie keine Unterbrechung des Lesens, so ist das andere Auge sehend.

Conrad Froelich[1]) hat sich unter teilweiser Benutzung und Modifikation der Ideen Monoyer's von dem Optiker Rockenstein[2]) für seinen Bedarf ein Etui mit folgendem Inhalt anfertigen lassen:

1. Ein vierzehngradiges Prisma aus isländischem Doppelspath.

2. Ein aus einem Stück geschliffenes Doppelprisma, dessen Mitte durch die aneinanderstoßende Basis eines jeden (12⁰) gebildet wird.

3. Ein mit Stiel versehener Metallrahmen, in welchem sich zwei mit der Basis gegen einander gekehrte Prismen befinden, die sich von einander etwas entfernen lassen.

4. Mehrere farbige Glasstreifen.

Kalkspathprisma und Doppelprisma sind schon besprochen. Die Verwendung von 3. und 4. ist folgende: Während anfänglich nur das gesunde Auge untersucht, durch Vorhalten von Apparat 3 monokuläre Tripoplie erzeugt und ferner durch gleichzeitiges Vorhalten eines roten Glases bald vor das ganze Prismensystem, bald vor einzelne Teile, insbesondere auch vor den Zwischenraum, die Bilder verschieden gefärbt werden, setzt Froelich später vor das „blinde" Auge ein rotes Glas und wiederholt die Prüfung mit dem gesunden Auge. Bezeichnet der Untersuchte dann das mittlere Bild als rot, während sich vor dem gesunden Auge überhaupt kein rotes Glas oder nur in der Weise, daß das eine oder das andere Prisma, nicht aber der Zwischenraum bedeckt wird, befindet, so ist er natürlich überführt.

So sinnreich diese Verfahren von Monoyer und Froelich auch sein mögen, so erscheinen sie mir doch unnötig kompliziert, auch der verhältnismäßig hohe Preis, der sich für die Froelich'sche Zusammenstellung auf 85 M beläuft, beeinträchtigt etwas den Reiz derselben.

A. Roth. Durch einen wie hohen Grad von Dummheit seitens des Untersuchten man zuweilen in seiner Tätigkeit unterstützt wird, schildert Roth[3]) in seinem 1896 in Frankfurt a. M. gelegentlich der 68. Versammlung deutscher Naturforscher und Ärzte gehaltenen Vortrag, wonach er einen Mann, der nach dem Alfred Graefe'schen Versuch nicht zum Doppelsehen mit einem Auge zu bringen war, in folgender Weise zu Fall brachte. Er ließ durch einen Gehilfen im halbhellen Zimmer zwei gleiche brennende Kerzen übereinander halten, so daß der Untersuchte dieselben deutlich sehen

---

[1]) s. L.-V. Nr. 40.
[2]) Rockenstein, Heß Nachfolger, Berlin, Kommandantenstr. 41.
[3]) s. L.-V. Nr. 111.

konnte. Nun stellte sich R. vor den Simulanten, hielt ihm ein Prisma vor und trat wieder zur Seite. Inzwischen hatte der Gehilfe ein Licht ausgeblasen. Trotzdem sah der Simulant zwei Flammen, deren Stellung und Aussehen er genau beschreiben mußte. Er war demnach entlarvt und wurde geständig.

B e r t h o l d und A r m a i g n a c. Recht hübsch erdacht sind ferner die Verfahren von B e r t h o l d[1]) und A r m a i g n a c. — Der B e r t h o l d'sche Vorschlag ist nach meinen Versuchen am besten in folgender Weise auszuführen: Man setzt dem Untersuchten vor das angeblich blinde Auge in einem Brillengestell ein Prisma von 5—6⁰ mit der Basis genau nach oben vor und läßt ihn in etwa 1 m Ent-

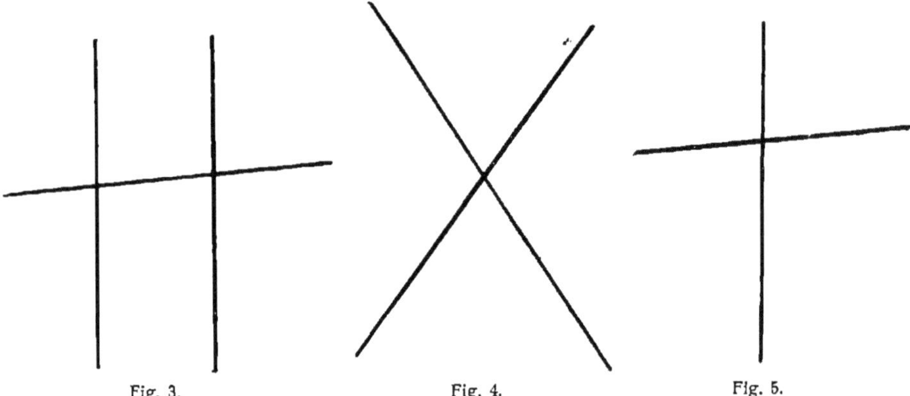

Fig. 3.   Fig. 4.   Fig. 5.

fernung die in Figur 3 wiedergegebene Zeichnung betrachten, die in vergrößertem Maßstab mit recht dicken Strichen auf einen Bogen Papier aufgetragen an der Wand aufgehängt wird. — Die senkrechten Linien erscheinen dann für den mit beiden Augen sehenden einfach verlängert, der schrägen Linie hat sich jedoch eine zweite ihr parallele, weiter nach unten gelegene, hinzugesellt.

Der Simulant wird nun entweder angeben, 4 Linien (zwei senkrechte und zwei schräge) zu sehen, oder aber, falls er gemerkt hat, daß ihm ein Prisma vorgesetzt ist, eventuell die Überlegung anstellen, daß er alles doppelt sehe und nunmehr überhaupt nur zwei Linien zugestehen. Gibt er jedoch, mit dem Verfahren bekannt, Anzahl und Lage der Linien

---

[1]) s. L.-V. Nr. 20.

richtig an, so kann man, um ihn zu verwirren, in ähnlicher Weise vergrössert noch Figur 4 vorhalten, die, da keine der beiden Linien senkrecht zur Kante des Prismas steht, gleichfalls aus zwei sich kreuzenden Linienpaaren zu bestehen scheint. Abwechselnd vor die eine und die andere Figur gestellt, wird der Simulant sich meist verraten.

Zweckmäßiger ist vielleicht noch die Modifikation von H e r t e r[1]), wonach man sich zur Abwechslung einer aus einer senkrechten und einer schrägen Linie bestehenden Zeichnung (Fig. 5) bedient und das Prisma so dreht, daß die Basis nach oben links zu stehen kommt. Es entsteht dann fast ganz dieselbe Figur wie vorher bei Betrachtung von Figur 3.

A r m a i g n a c[2]) läßt unter gleichen Bedingungen wie B e r t h o l d eine senkrechte Linie mit einem schwarzen Kreis in der Mitte betrachten (Fig. 6). Da der Simulant die Linie nicht verdoppelt, sondern einfach sieht, wird er meist an Prismenwirkung nicht denken und angeben, eine Linie mit zwei Punkten zu sehen.

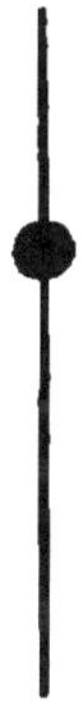

S c h e n k l[3]) hat noch folgende Methoden beschrieben: Man bewaffnet das „blinde" Auge mit einem Prisma von 15⁰ (Kante nach oben) und das sehende Auge mit einem Planglas, hält dem Untersuchten eine größere Druckschrift in etwa 20 cm Entfernung vor und läßt nun rasch die Buchstaben, die man nennt, mit dem Finger bezeichnen. Oft gelingt es dem Simulanten, die Buchstaben richtig zu treffen, hat er aber einmal das Doppelbild bezeichnet, hat er gar bei den Buchstaben der oberen Zeile über das Papier hinausgegriffen, dann ist er natürlich überführt. — Der andere Vorschlag S c h e n k l's geht dahin, sowohl vor das sehende als auch vor das „blinde" Auge ein Prisma von 16⁰ anzubringen (eines mit der Kante nach oben, das andere mit der Kante nach unten), und nun die S n e l l e n'sche Tafel mit den Gruppen von je drei Linien vorzuzeigen. Aufgefordert, dieselben zu zählen, zählt der Simulant gewöhnlich 2—3 Gruppen mehr, als tatsächlich vorhanden sind.

M i l l e r. Dem erstgenannten Verfahren S c h e n k l's ähnlich ist noch die Methode von M i l l e r[4]). Auf ein Blatt Papier wird eine Reihe senkrecht über einander stehender Zeichen in etwa 2 cm Entfernung von einander aufgetragen. Die Zeichen werden senkrecht vor die Mittellinie des Gesichts gebracht und der Untersuchte, nachdem ihm ein Prisma (7—9⁰) mit der Basis nach oben oder unten vor ein Auge gesetzt ist,

Fig. 6.

<hr>

[1]) s. L.-V. Nr. 69. [2]) s. L.-V. Nr. 4. [3]) s. L.-V. Nr. 119. [4]) s. L.-V. Nr. 93.

aufgefordert, mit einem Bleistift eins der Zeichen nach dem anderen durchzustreichen. Ein Verfehlen eines der Zeichen würde beiderseitiges Sehen beweisen, ein sicheres Treffen jedoch noch keinen Beweis für die Richtigkeit der Angaben des Untersuchten liefern.

Peppmüller. Wie man schließlich mit Hilfe eines einfachen Prismas unter Umständen auch den genauen Grad des Sehvermögens des angeblich als blind oder hochgradig schwachsichtig angegebenen Auges feststellen kann, ist nach A. Graefe[1]) von Dr. Peppmüller angegeben. Man nimmt als Sehprobe eine Zeile der gebräuchlichen Schriftproben und setzt vor das gesunde Auge ein Prisma von 12^0 mit der Basis nach oben. Gibt der Untersuchte zu, daß er zwei Zeilen sieht und speziell auch die obere lesen kann, so ist er überführt und man kann durch immer kleinere Sehproben eventuell auch den Grad der Sehleistung des angeblich blinden Auges feststellen. Lehnt der Untersuchte die Wahrnehmung von Doppelbildern ab, so wird man zunächst monokuläres Doppelsehen (nach A. Graefe oder mittelst des Baudry'schen Prismas) hervorrufen und ihn auf diese Weise auch zur Einräumung binokularer Doppelbilder zu bringen suchen.

4. Verwendung von Stereoskopen und entsprechenden Vorlagen.

Das Stereoskop nimmt unter den Mitteln, die zur Entlarvung von Simulanten einseitiger Blindheit und Schwachsichtigkeit dienen, unstreitig den ersten Rang ein.

Lawrence, Hogg. Wie Louis Froelich-Genf schreibt, soll nach einer Mitteilung von Longmore zuerst Hogg das Stereoskop für unsere Zwecke benutzt haben. Im übrigen wird in der Literatur Lawrence-London als der Erste, der das Stereoskop verwandte, angegeben, und zwar gab er dies Verfahren auf dem internationalen ophthalmologischen Kongreß zu Paris 1867 kund. Nach Warlomont[2]) sprach er sich dahin aus, daß nach seiner Auffassung der Gebrauch des Stereoskops in der Weise, wie Albrecht v. Graefe es vorgeschlagen habe, völlig ausreiche, die Simulation einseitiger Blindheit nachzuweisen. — Es könnte darnach scheinen, als wäre Albrecht v. Graefe auch der Vater dieses Gedankens, doch habe ich darüber in der Literatur weiteres nicht auffinden können und ist daher wohl anzunehmen, daß sich Lawrence dabei nur auf die Anwendung der Prismen überhaupt bezogen hat.

---

[1]) s. L.-V. Nr. 49.   [2]) s. L.-V. Nr. 140.

R a b l - R ü c k h a r d t. Die für den vorliegenden Zweck benutzten stereoskopischen Vorlagen waren zunächst nur sehr einfacher Natur. R a b l - R ü c k h a r d t[1]) gebührt das Verdienst, zuerst (1873/74) die Verwendbarkeit des Stereoskops für Entlarvungszwecke nach allen Richtungen hin erwogen und eine Reihe besonders ingeniöser Vorlagen in Vorschlag gebracht zu haben.

Als Instrument riet er, an Stelle des bis dahin meist gebräuchlichen (B r e w s t e r'schen) Kastenstereoskops das offene, sog. amerikanische Stereoskop zu benutzen, weil man 1. bei diesem die Vorlagen je nach Wunsch mehr oder weniger nahe an die Augen heranbringen und weil man 2. bei demselben leichter den Untersuchten daraufhin kontrollieren kann, ob er etwa die Neigung hat, das eine oder das andere Auge behufs Orientierung zuzukneifen, indem man, ihm gegenüberstehend, einfach durch die Prismen hindurch seine Augen beobachtet. — Um eventuell einen ganz genauen Anhalt für die Sehschärfe des „blinden" Auges zu gewinnen, hat R a b l - R ü c k h a r d t ferner vorgeschlagen, die in den käuflichen Stereoskopen meist vorhandenen leicht konvex geschliffenen Prismen durch plane Prismen zu ersetzen (hierüber später) und schließlich noch in seinem Stereoskop an der Innenfläche der kurzen Seitenwände zwei drehbar und zurückklappbar befestigte, federnde Brillengabeln anbringen lassen, um in dieselben entweder die etwa erforderlichen Korrektionsgläser oder — wenn es bei Aggravation wirklich vorhandener einseitiger Amblyopie darauf ankommt, die Sehleistung des besseren Auges entsprechend herabzusetzen — vor beide Augen verschieden dunkle, rauchgraue, matte oder gefärbte Gläser einsetzen bezw. vor das gesunde Auge ein starkes Konvexglas anbringen zu können. Für letztgenannte Fälle kann man sich nach R a b l - R ü c k h a r d t auch noch dadurch helfen, daß die dem gut sehenden Auge entsprechende Tafelhälfte schwächer beleuchtet wird, was durch Haltung des Stereoskops leicht geschieht. — Ich möchte noch hinzufügen, daß sich auch durch unauffälliges Gegenhauchen gegen das eine Prisma vorübergehend eine für den Simulanten u. U. verhängnisvolle Ab-

---

1) s. L.-V. Nr. 106—109.

schwächung des Bildes der gesunden Seite erzielen läßt. Auch durch Aufstreuen von Lycopodium oder Bestreichen mit Vaseline, wie R o t h[1]) neuerdings sehr zweckmäßig empfiehlt, läßt sich das eine Prisma in wenig bemerkbarer Weise mehr oder weniger undurchsichtig machen.

Was nun die Benutzung der durch das Stereoskop hervorgerufenen optischen Erscheinungen und dementsprechend hergestellter Vorlagen betrifft, so hält R.-R. für unseren Zweck im allgemeinen mit Recht nicht viel von denjenigen stereoskopischen Bildern, welche ein körperliches Hervortreten der auf ihnen abgebildeten Gegenstände und Szenen bezwecken und ebensowenig von den durch gewisse Vorlagen hervorgerufenen Erscheinungen des Glanzes, da ein unintelligenter Simulant nur schwer das Charakteristische dessen, was er sieht, beschreiben kann, ein intelligenter dagegen Glanz und körperliches Sehen einfach leugnen würde. — Wie man dagegen im übrigen 1. den durch das Stereoskop erzeugten Wettstreit der Sehfelder und ferner 2. die durch dasselbe bedingte Verschiebung der Bilder benutzen kann, bespricht er aufs eingehendste.

Ad 1 schlägt er zunächst die in H e l m h o l z' physiolog. Optik, Tafel X befindliche Vorlage vor, die auf der einen Hälfte aus von links oben nach unten rechts verlaufenden blauen Linien, auf der anderen Hälfte aus senkrecht dazu gestellten roten Linien besteht. (Fig. 7.) — Noch zweckmäßiger erscheint mir unter Umständen die ebendaselbst angegebene Vorlage, die auf der einen Hälfte ein dickes schwarzes Kreuz (in Form eines Ordenskreuzes) und auf der anderen Hälfte ein System sich kreuzender roter Linien trägt. (Fig. 8.) — Das schwarze Kreuz drängt sich selbst dem Blick eines in der Tat etwas schwachsichtigen, sowie auch eines in mäßigem Grade schielenden Auges mit einer gewissen Gewalt auf. — Des weiteren weist R.-R. auf das für den Untersuchten meist verhängnisvolle Verfahren hin, das darin besteht, daß man zwei Drucksätze möglichst verschiedenen Inhalts aber von gleichem Druck so im Stereoskop zur Deckung bringt, daß Zeile auf Zeile fällt, wodurch ein fließendes Lesen mehr oder weniger unmöglich gemacht

---

[1]) s. L.-V. Nr. 112.

wird — und knüpft daran noch den Vorschlag: Man klebe die kleinen lateinischen S n e l l e n'schen Sehproben eines Medizinalkalenders so auf ein Stück Kartonpapier von der Größe einer stereoskopischen Vorlage auf, daß sie über dieselbe gleichmäßig verteilt sind; dann tauchen beim Lesen unwillkürlich bald links, bald rechts von der Mitte stehende Buchstaben auf. Oder man schreibe links eine Anzahl ungerader, rechts eine solche gerader Zahlen auf, so daß sie sich im Stereoskopbilde decken (bei den Buchstaben kann man rechts Vokale, links Konsonanten nehmen). Der Prüfende hat dann garnicht nötig, seine Aufmerksamkeit auf das Nachlesen zu richten, sondern ist sofort orientiert, ob der Geprüfte eine Zahl derjenigen Seite gelesen hat, die seinem „blinden" Auge entspricht. (Fig. 9 u. 10.)

Ad 2 hebt R.-R. hervor, daß die Vorlagen in der für den Untersuchten passendsten Entfernung angebracht werden müssen, deshalb rät er, dem Prüfling anfangs einige landschaftliche oder ähnliche (möglichst interessante) stereoskopische Bilder zu geben und ihn aufzufordern, sich diese für sein gesundes Auge einzustellen.

Glaubt man aus dem Gebahren des Untersuchten schließen zu sollen, daß er sich absichtlich eine Stellung der Vorlage auswählt, in welcher die beiden Hälften des stereoskopischen Bildes nicht für ihn zur Deckung gelangen, so empfiehlt es sich m. E. allerdings nach Korrektion einer etwaigen Refraktionsanomalie, für die Vorlagen einfach eine mittlere Entfernung zu wählen, wie sie für einen Normalsichtigen mit Muskelgleichgewicht die bequemste ist. Bei bestehender Insuffizienz der Interni oder bei Strabismus divergens würden die Bilder etwas mehr vom Auge abzurücken, bei Strabismus convergens dem Auge mehr zu nähern sein. — Um ferner die Augen stets zur schnellen und genauen Verschmelzung der beiden Hälften jeder Vorlage anzuregen, befürwortet R.-R., in der Mitte jeder Hälfte der Vorlagen einen schwarzen, den Blick auf sich ziehenden Kreis, ein derartiges Quadrat oder etwas dem ähnliches anzubringen. Für Simulanten, die sich durch wiederholtes Zukneifen und Blinzeln ihres angeblich blinden Auges zu orientieren suchen, hat R.-R. schließlich noch gemeinschaftlich mit B u r c h a r d t die sogenannten Schiebervorlagen erdacht, die es bequem er-

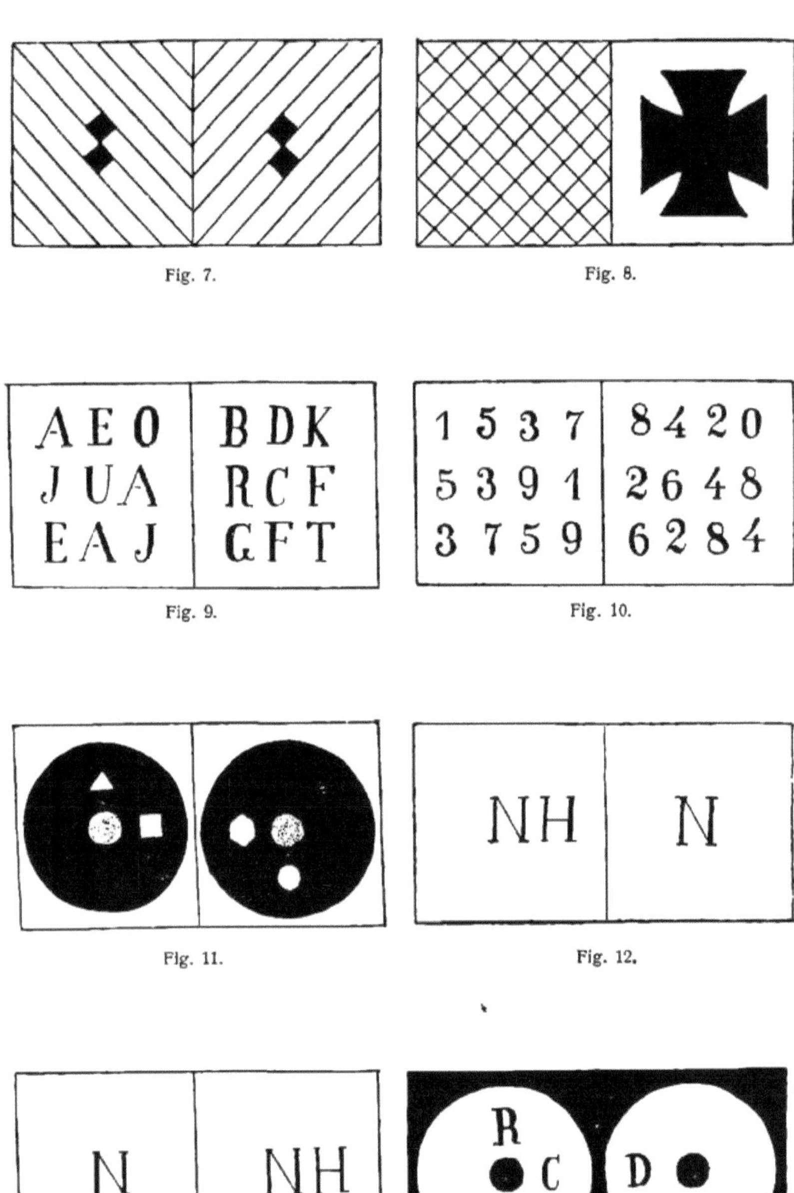

Fig. 7.

Fig. 8.

Fig. 9.

Fig. 10.

Fig. 11.

Fig. 12.

Fig. 13.

Fig. 14.

Anmerkung: Die Vorlagen sind etwa doppelt so groß herzustellen.

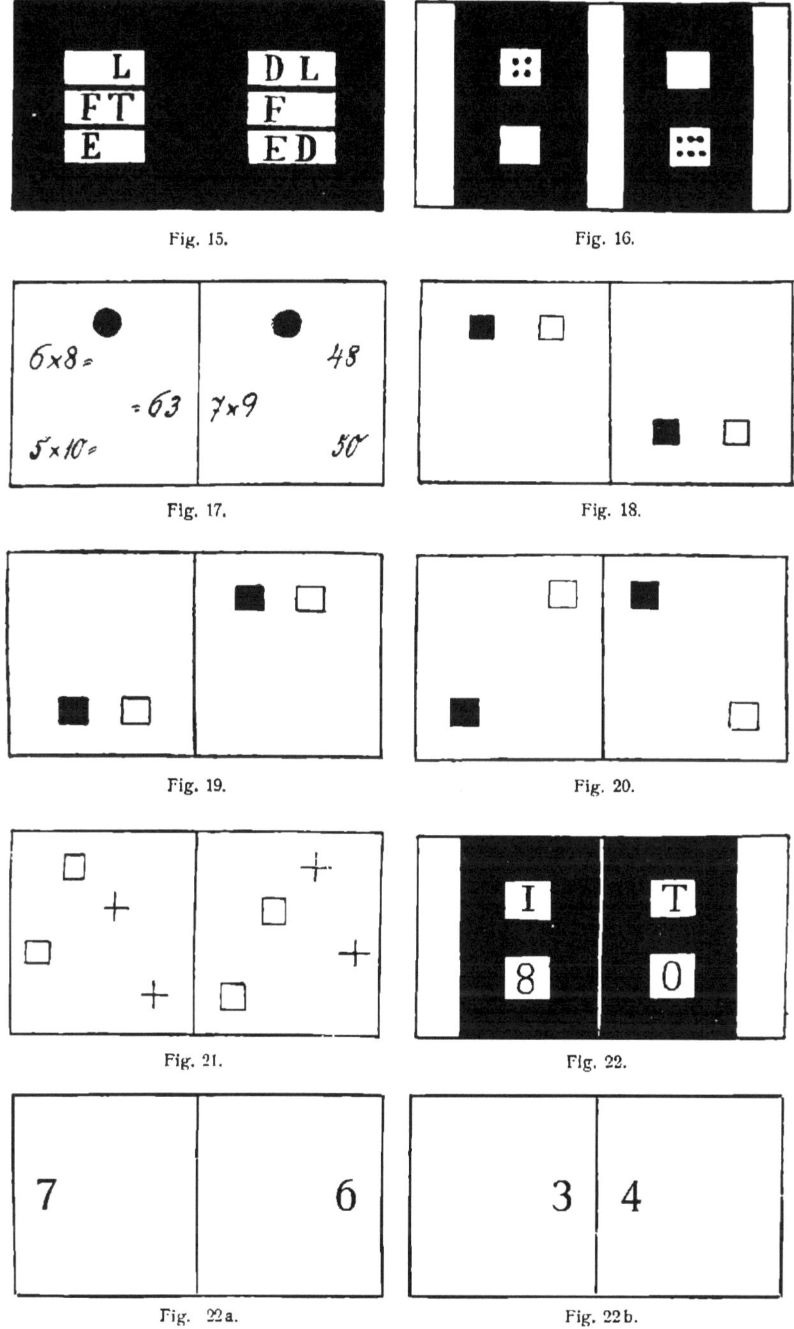

Fig. 15.

Fig. 16.

Fig. 17.

Fig. 18.

Fig. 19.

Fig. 20.

Fig. 21.

Fig. 22.

Fig. 22a.

Fig. 22b.

möglichen, einzelne Sehproben schnell zu verdecken und freizugeben, so daß der Untersuchte keine Zeit zur Orientierung gewinnt. Mangels dieser speziellen Vorrichtung wird man sich in dergleichen Fällen übrigens auch durch ein einfaches Stück Kartonpapier helfen können, das im allgemeinen vor die Sehproben vorgehalten und nur vorübergehend zurückgezogen wird.

Im einzelnen beschreibt R.-R. dann noch folgende Vorlagen:

1. Auf jeder Hälfte einer kleinen weißen Papptafel (von der Größe einer stereoskopischen Vorlage) wird eine schwarze Kreisscheibe von etwa 6—7 cm Durchmesser mit einem durch den Mittelpunkt des Kreises gehenden Reißnagel drehbar befestigt. Auf jede Kreisscheibe werden nun (exzentrisch gelegen) ein oder zwei Figuren (Dreieck, Kreis, Sechseck, Viereck, Kreuz etc.) oder auch farbige Oblaten aufgeklebt. Durch Drehung der Scheiben kann man unter dem Stereoskop die Figuren in die verschiedensten Stellungen zu einander bringen (Fig. 11).

2. Auf die linke Tafelhälfte werden zwei Buchstaben aufgezeichnet, z. B. N H, auf die rechte nur N in einer solchen Entfernung von dem links gelegenen N, daß beide binokulär verschmolzen werden. Im Verschmelzungsbild sieht man dann N H, wobei aber das H, obgleich rechts stehend, ausschließlich mit dem linken Auge gesehen wird. Zur Prüfung des linken Auges ist es nur erforderlich, die Tafel umzudrehen. — Zur Abwechslung mit dieser Vorlage ist noch eine zweite anzufertigen, bei der auf der rechten Tafelhälfte das H r e c h t s von N steht (Fig. 12 u. 13).

3. Zur genauen Feststellung der Sehschärfe sind mehrere Vorlagen herzustellen, die auf jeder Hälfte verschiedene allmählich immer kleiner werdende Sehproben (Buchstaben, Zahlen- oder Punktproben) aufgeklebt tragen, die sich im Stereoskop nicht decken, sondern untereinander zu stehen kommen. —

4. In Heft 1 der Vierteljahrsschrift für gerichtliche Medizin[1]) 1876 sind noch einige weitere Typen von Vorlagen in Abbildungen gegeben (s. Fig. 14—17), von denen sich insbesondere Fig. 14—16 durch ihre breite schwarze Um-

---

[1]) s. L.-V. Nr. 98.

randung, die für die sofortige Verschmelzung der Bilder äußerst wertvoll ist, auszeichnen. — Von einer Wiedergabe der ebendaselbst abgebildeten Schiebervorlage ist abgesehen, da dieselbe durch B u r c h a r d t's allerdings etwas modifizierte Schiebervorlage hinreichend allgemein bekannt sein dürfte. —

B u r c h a r d t. Im Jahre 1875 erschien die erste Auflage der „Praktischen Diagnostik der Simulationen" von B u r c h a r d t ,[1]) der ein gutes amerikanisches Stereoskop und 6 recht brauchbare, im Laufe der Zeit noch etwas verbesserte Vorlagen beigegeben sind, die sich im allgemeinen den R a b l - R ü c k h a r d t'schen Vorschlägen anschließen. Die kleine Broschüre nebst Zubehör ist wohl in der Hand jedes Arztes, für den die Frage der Simulation häufig in betracht kommt, und kann ich daher von einer näheren Beschreibung absehen; hervorheben möchte ich nur, daß insbesondere die Vorlage, welche zwei Drucksätze zur Deckung bringt, besonders zweckmäßig eingerichtet ist, weil die ersten Zeilen, abgesehen von einzelnen Auslassungen, die zum Mitlesen der entsprechenden Worte der anderen Seite verleiten, beiderseits gleich sind, und erst dann der verschiedene Text beginnt, der das geregelte Weiterlesen unmöglich macht. Der Lesende stutzt also nicht von vornherein, sondern wird zunächst sicher gemacht. — Wesentlich ist auch der Rat B u r c h a r d t's, daß man bei allen Prüfungen zunächst die Vorlagen durch ein geeignetes Stück Kartonpapier (eine umgekehrte Vorlage) von unten her soweit verdecken soll, daß nur die erwähnten schwarzen, die richtige Blickstellung hervorrufenden Kreise etc. zu sehen sind und die Vorlage erst freigeben darf, wenn man auf Grund der in diesem Falle alsbald eintretenden ruhigen Blickstellung annehmen kann, daß die Augen die richtige, zur Verschmelzung der Halbbilder erforderliche Stellung eingenommen haben.

Dem Vorschlag R.-R.'s, die konvex geschliffenen Prismen des Stereoskops durch plangeschliffene zu ersetzen, ist B u r c h a r d t nicht nachgekommen, weil einerseits bei Beibehaltung der Konvexprismen geringere Anforderungen an die Akkommodation gestellt und die Prüfung bei Hyper-

---

[1]) s. L.-V. Nr. 26 u. 113.

metropie und Presbyopie erleichtert wird, und weil andererseits trotz der Vergrößerung (hier $^6/_5$) durch das Konvexglas die Sehschärfe sich genau berechnen läßt, indem die erzielte Sehleistung nur mit $^5/_6$ multipliziert zu werden braucht. —

A. R o t h[1]) hat in der 4. Aufl. des „Burchardt" (1902) darauf hingewiesen, daß man die Vergrößerung genauer berücksichtigt, wenn man den Leseabstand nicht vom Auge, sondern vom Glase aus abmißt. Wir sehen nämlich durch ein Vergrößerungsglas die Gegenstände so groß, als wenn unser Auge am Orte des Glases stände. Liegen zwischen Auge und Glas 3 cm und hat das Glas 15 cm Brennweite, so stimmt das Vergrößerungsverhältnis 6 : 5 genau, denn 18 : 15 — 6 : 5. Die Gleichung lautet jedoch meist 20 : 18 — 10 : 9. — „Übrigens kommt es ja hier auf mathematische Genauigkeit nicht an und man wird zu Gunsten des Prüflings lieber 20 als 10% von der berechneten Sehschärfe abziehen." Genannte Neubearbeitung hat im Übrigen am Stereoskop Taschen für Korrektions- pp Linsen; ferner eine Tafel zur Verdeckung und Freigabe der Vorlagen; endlich neben anderen neuen Vorlagen die in Fig. 22a und 22b abgebildeten. Erstere liest sich als „76" (zur Einübung), letztere als „43". Der Simulant liest entweder „43" oder bei angeblicher linksseitiger Blindheit „3". In beiden Fällen hat er die 3 mit dem linken Auge gesehen.

K u h n t benutzt Scheiben mit Gläsern, die hinter den Prismen drehbar angebracht sind.

V i e u s s e. Von den später noch vorgeschlagenen Vorlagen bieten diejenigen von V i e u s s e (1875)[2]) und die in der Instruction ministerielle française de 1877[3]) angegebenen nichts Neues. Beide beruhen auf der Verwendung farbiger Oblaten, die teils so aufgeklebt werden, daß sie sich unter dem Stereoskop nähern, teils so, daß sie sich überkreuzen, wie dies bereits R.-R. erwähnt hat. —

H o o r. Wesentlich eigenartiger sind schon die 1899 von H o o r[4]) beschriebenen Vorlagen, von denen Herr Pro-

---

[1]) s. L.-V. Nr. 26 u. 113.   [2]) s. L.-V. Nr. 139.

[3]) In der Instruction du 13. mars 1894 sur l'aptitude physique au service militaire sind dieselben nicht mehr erwähnt. Merkwürdigerweise wird daselbst trotz Aufzählung verschiedener Entlarvungsmethoden das Stereoskop überhaupt nicht genannt.

[4]) s. L.-V. Nr. 75.

fessor H o o r die Güte hatte, mir einige zuzuschicken. Auf mattschwarzem Grunde sind auf jeder Hälfte der Vorlage eine Anzahl farbiger Scheiben, rote, grüne und blaue aufgemalt. Die Nuancen der gleichen Farben sind bald auf der rechten, bald auf der linken Seite dunkler oder matter, die Scheiben sind von wechselnder Größe, zum Teil ganz klein, nahezu punktförmig, zum Teil von einem Durchmesser bis zu 5 mm. Es läßt sich dadurch einerseits ein gewisser Anhalt für die wirkliche Sehleistung jedes Auges gewinnen, andererseits wird durch den verschiedenen Glanz und die verschiedene Helligkeit der farbigen Scheiben es insbesondere auch einem auf einem Auge etwas Schwachsichtigen, seine Schwachsichtigkeit jedoch übertreibenden Prüfling wesentlich erschwert, zu erkennen, was er mit seinem linken bezw. rechten Auge wahrnimmt.

A r m a i g n a c , S c h m i d t - R i m p l e r . Die von A r m a i g n a c[1]) und S c h m i d t - R i m p l e r[2]) benutzten Vorlagen sind in Figur 18—20 bezw. 21 zum Abdruck gebracht. — Erstere zeichnen sich dadurch aus, daß sie unter dem Stereoskop betrachtet, alle dasselbe Bild geben, bei letzterer ist zu bemerken, daß sie sich nach S c h m i d t - R i m p l e r durch Zerlegung in ihre einzelnen Reihen auch zu 4 verschiedenen Vorlagen benutzen läßt. —

M o n o y e r[3]) empfiehlt 1876, sich 10 verschiedene Vorlagen herzustellen, jede mit etwas kleineren Buchstaben, entsprechend seinen Sehproben. Die beiden Hälften jeder Vorlage sollen im allgemeinen die gleichen Buchstaben zeigen, so daß sich dieselben unter dem Stereoskop decken, nur sind auf jeder Hälfte e i n z e l n e Buchstaben auszulassen. Liest der Untersuchte dennoch alle Buchstaben, so ist er natürlich überführt und bei Anwendung immer kleinerer Proben läßt sich genau die Sehschärfe seines angeblich blinden Auges feststellen. Um den Untersuchten zunächst sicher zu machen, empfiehlt M o n o y e r noch, zuerst eine Vorlage zu geben, die auf beiden Seiten v ö l l i g gleich ist.

S c h r o e d e r[4]) riet 1883, sich für die B u r c h a r d t - sche Schiebervorlage einige Schieber so herzustellen, daß

---

[1]) s. L.-V. Nr. 4. [2]) s. L.-V. Nr. 124. [3]) s. L.-V. Nr. 95. [4]) s. L.-V. Nr. 127.

durch kurzes Weiterschieben derselben eine gleiche Sehprobe wie sie im Moment vorher vor dem r e c h t e n A u g e stand, vor das l i n k e gebracht werden kann und umgekehrt. Der Abstand der beiden gleichen auf dem Schieber befindlichen Sehproben muß zu diesem Zweck etwa 1—2 cm mehr oder weniger betragen als der Abstand zwischen den beiden Öffnungen, in welchen die Sehproben erscheinen. — Es ist nicht zu verkennen, daß der S c h r o e d e r 'sche Vorschlag unter Umständen mit Nutzen Verwendung finden kann, indem man nämlich einen Simulanten, der sein „blindes" Auge zeitweise zukneift, im Moment, wo dies geschieht, die bis dahin vor diesem Auge befindliche Sehprobe für das andere Auge einstellt und bei Öffnung des ersteren sofort wieder wechselt.

K r o l l -Crefeld hat (1887) ferner besondere „stereoskopische Leseproben zur Entdeckung der Simulation einseitiger Schwachsichtigkeit oder Blindheit"[1]) im Buchhandel erscheinen lassen. Diese 1901 von P e r l i a verbesserten Leseproben sind geschickt zusammengestellt, so daß sie wohl geeignet erscheinen, auch einen gewiegten Simulanten in Verwirrung zu bringen und die Sehschärfe seines angeblich blinden oder schwachsichtigen Auges festzustellen.

D a h l f e l d , H e g g , P e r l i a . Auch die verschiedenen, eigentlich zu Übungszwecken für Schielende herausgegebenen stereoskopischen Bilder, so insbesondere diejenigen von D a h l f e l d , H e g g , P e r l i a , sind für unsere Zwecke verwendbar, wenngleich sie meist eine sichere Bestimmung der Sehschärfe des amblyopischen Auges nicht gestatten.

K u g e l . Erwähnenswert ist schließlich noch der Vortrag, disparate Farbentöne in gemeinschaftlichem stereoskopischem Gesichtsfeld zur Vermischung zu bringen und zur Prüfung zu verwenden. Angedeutet ist dieses Verfahren gleichfalls bereits von R a b l - R ü c k h a r d t . K u g e l [2]) riet in näherer Ausführung dieses Gedankens, die beiden Hälften einer stereoskopischen Tafel in der Weise mit rotem und blauem Papier zu bekleben, daß auf der einen Hälfte das rote, auf der anderen Hälfte das blaue Feld das breitere ist, die beiden breiteren Felder aber in der Mitte zusammenstoßen (s. Fig. 23). Man sieht dann unter dem Stereoskop einen roten und einen blauen Streifen und in der Mitte die

---

Mischfarbe, nämlich einen violetten Streifen. — „Wird bei Simulation monokulärer Amaurose die Mischfarbe gesehen, so ist der Inquisit entlarvt."

S e g a l. Sehr einleuchtend erscheint auch zunächst der Vorschlag von S e g a l,[1]) der 1895 zur Anwendung von Vorlagen riet, die auf beiden Hälften ganz dieselben Buchstaben, jedoch in verschiedenen, vorwiegend den Komplementärfarben ausgeführt, tragen. Der leitende Gedanke ist nun der, daß der Simulant, weil die verschiedenfarbigen Buchstaben sich decken und so (zumal die in Komplementärfarben gezeigten) in ihrer Farbe undeutlich werden, außer Stand gesetzt wird, die genaue Farbe der seinem „guten" Auge entsprechenden Buchstaben anzugeben. Aber selbst, wenn man durch Verwendung der R a b l - R ü c k h a r d t - schen Typen (s. Fig. 15 u. 16) dafür Sorge trägt, daß es zu einer möglichst sicheren Verschmelzung der beiden Bilder kommt, stellt sich doch hierbei ebenso wie bei dem K u g e l'schen Vorschlag die Erscheinung des Wettstreits der Sehfelder nicht selten ein und gibt dem Simulanten oftmals die Möglichkeit, die Farbe der Buchstaben richtig anzugeben.

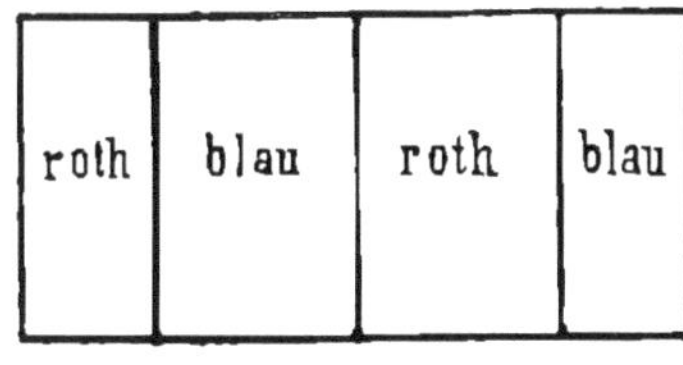

Fig. 23.

Die erwähnten käuflichen Vorlagen (B u r c h a r d t , K r o l l , D a h l f e l d , H e g g , P e r l i a) bieten zwar eine recht gute Auswahl, immerhin ist es doch erforderlich (wie auch R a b l - R ü c k - h a r d t , S c h m i d t - R i m p - l e r , H o o r u. a. stets betont haben) sich neben diesen käuflichen Sehproben, die schließlich von einem hartnäckigen Simulanten vorher studiert sein können, eine Anzahl von stereoskopischen Vorlagen aus der Zahl und nach der Art der vorstehend geschilderten selbst anzufertigen. Insbesondere sind auch solche Vorlagen wertvoll, bei denen einander ähnliche Zahlen oder Buchstaben zur Deckung gebracht werden, wie 8 und 0 oder I und T, da hierbei die Unterscheidung, was mit dem rechten und was mit dem linken Auge gesehen wird, noch mehr erschwert ist (Fig. 22). Auch der Nutzen einzelner gleicher und sich völlig deckender Buchstaben sei noch speziell hervorgehoben, da die sich deckenden Buchstaben für den auf einem Auge tatsächlich etwas Schwachsichtigen leicht auch im gemeinschaftlichen stereoskopischen Bilde einen etwas undeutlichen Anschein gewinnen. Demzufolge leugnet der Simulant eventuell, weil er sie nur mit seinem schlechteren Auge wahrzunehmen

---

[1]) s. L.-V. Nr. 129.

glaubt, dieselben überhaupt zu sehen, während er sie mit seinem gesunden Auge doch unbedingt erkennen müßte und offenbart auf diese Weise seine Unglaubwürdigkeit.

Arten des zu verwendenden Stereoskops. R a b l - R ü c k h a r d t , B u r c h a r d t , H a a b . Um noch einmal auf die Art des zu verwendenden Stereoskops zurückzukommen, so ist wohl jetzt allgemein nach R a b l - R ü c k - h a r d t's Vorschlag das offene sogenannte amerikanische Stereoskop in Gebrauch (wie es auch der B u r c h a r d t - schen Diagnostik etc. beigegeben ist), und zwar mit leicht konvex geschliffenen Prismen. — Einer gefälligen brieflichen Benachrichtigung des Herrn Professors H a a b verdanke ich die Mitteilung, daß auch er sich wie R.-R., 1885[1]) an seinem Stereoskop an Stelle der konvexen Prismen plane Prismen anbringen ließ, da ihm die von B u r c h a r d t angegebene Umrechnung nicht ganz zweifelsfrei erschien, doch hebt er selbst hervor, „daß auch diese Modifikation ihre Fehlerquelle hat, da durch die planen Prismen betrachtet, die Sehproben in Folge der mit der Adduktion verbundenen Akkommodation kleiner als vor freiem Auge erscheinen". Es bleibt daher im allgemeinen wohl am besten bei den Konvexprismen, die man übrigens bei den für Korrektionslinsen eingerichteten Stereoskopen leicht durch die Konkavgläser des Brillenkastens in Planprismen verwandeln kann.

Angesichts vorkommender K o n s t r u k t i o n s f e h - l e r , welche die stereoskopische Vereinigung der Bilder sehr schwierig machen können, empfiehlt es sich, das zu gebrauchende Stereoskop auf die Richtigkeit seiner Abmessungen zu prüfen. Der Emmetrop stereoskopiert am bequemsten mit parallelen Sehaxen, ohne zu akkommodieren. D i e s g e s c h i e h t , w e n n d i e k o r r e s p o n d i e r e n d e n P u n k t e d e r V o r l a g e d e n s e l b e n A b s t a n d v o n e i n a n d e r h a b e n w i e d i e B a s e n d e r d u r c h H a l b i e r u n g e i n e r K o n v e x l i n s e h e r g e s t e l l t e n P r i s m e n. In Praxi bleiben jene Punkte am besten 7,5 cm, die Basen 8 cm auseinander, so daß der Emmetrop ganz leicht konvergiert. Näheres darüber im Text zum erwähnten Apparat von B u r c h a r d t - R o t h.

---

[1]) s. L.-V. Nr. 54.

S c h m i d t - R i m p l e r[1]) hat darauf hingewiesen, daß man sich ein Stereoskop auch dadurch improvisieren kann, daß man in ein Brillengestell beiderseits Prismen von etwa 16—20⁰ mit der Basis nach außen einfügt, senkrecht zu demselben gegen die Mitte der Nasenwurzel des Untersuchten ein breites Lineal stellt, und auf diesem die Vorlagen anbringt, die in der Mitte eingekerbt sein müssen, so daß sie gewissermaßen auf der scharfen Kante des Lineals reiten und leicht hin- und hergeschoben werden können.

B a l d a n z a[2]) hat 1897 noch ein Stereoskop empfohlen, bei dem die Prismen durch eine einfache Vorkehrung in planparallele Gläser verwandelt werden können. Das Stereoskop, von welchem sich in der Arbeit von B a l d a n z a eine Abbildung befindet, entspricht im übrigen dem gewöhnlichen Kastenstereoskop; in den Okularen sind jedoch nicht je 1. sondern je 2 Prismen von je 12⁰ angebracht. Die beiden vorderen sind fixiert, mit der Basis nach außen, die beiden hinteren sind drehbar. Werden dieselben gleichfalls mit der Basis nach außen gestellt, so haben wir beiderseits sehr starke Prismen und dementsprechend stereoskopische Wirkung. Werden sie dagegen mit der Basis nach innen gerichtet, so hebt sich die Wirkung der Prismen völlig auf. Man kann natürlich den beiden drehbaren Gläsern auch verschiedene, z. B. entgegengesetzte Stellung geben und so das Ergebnis noch weiter variieren. — Derartige Stereoskope, und zwar offene, mit leicht konvex geschliffenen Prismen sind übrigens z. Zt. auch in Deutschland bei den Optikern zu haben[3]). — Es ist zuzugeben, daß auf diese Weise das Stereoskop noch mehr zu einem Irrgarten für Simulanten gemacht wird.

B o u d o n. Der Vollständigkeit halber sei noch erwähnt, daß B o u d o n nach K u g e l[4]) sich eines Apparates bedient hat, der aus zwei Röhren zusammengesetzt war, an deren okularem Ende sich 20-gradige Prismen mit der Basis nach außen befanden. Am Objektiv waren kleine bewegliche Blätter mit rechts und links verschiedenen Figuren oder S n e l l e n'schen Sehproben angebracht. K u g e l hat diesen Apparat noch dahin modifiziert, daß er die Rohre gegen das Objektiv hin konvergent machte, sodaß dieselben in der Nähe des Objekts sich mit ihren inneren Wänden berühren. Man kommt dann mit schwächeren Prismen aus, die einfach im Brillengestell vorgesetzt werden können. Als Objekt dienten K u g e l auf Fensterglas aufgeklebte Buchstaben, welche in einen Metallring eingefügt, angeschraubt wurden.

---

[1]) s. L.-V. Nr. 124. [2]) s. L.-V. Nr. 6.
[3]) Unter dem Namen Stereoskope mit drehbaren Prismen.
[4]) s. L.-V. Nr. 84.

5. Verwendung von Spiegeln und aus solchen zusammengesetzten Apparaten.

F l e s. Unter den Spiegelapparaten steht bezüglich der Anziennität der im Jahre 1855 von F l e s[1]) (Utrecht) erdachte oben an. F l e s schildert denselben als einen Kasten von 27 cm Länge, 18 cm Breite und 10 cm Höhe, in dessen vorderer Wand zwei von einander 3,5 cm entfernte und mit Gläsern versehene Öffnungen (Okulare) angebracht sind. In

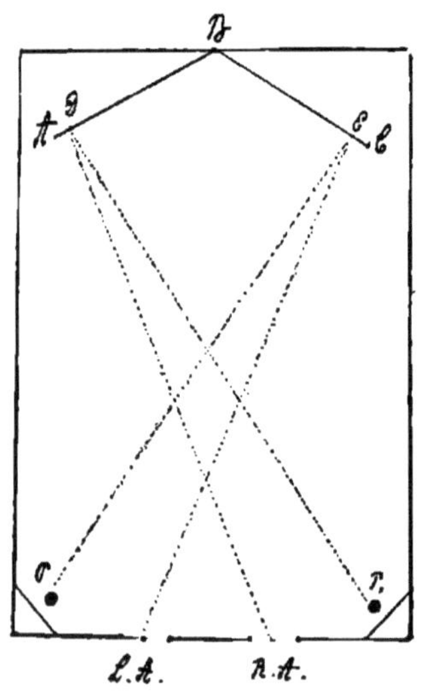

Fig. 24.
Spiegelapparat nach F l e s.
LA u. RA Oculare.
P u. P, Sehproben.
AB u. BC Spiegel.
PELA u. P,DRA Gang der Lichtstrahlen.

Fig. 25.
Spiegelapparat nach Maréchal.
LA u. RA Oculare.
AB Spiegel.
P u. P, Sehproben.
PCRA u. P,DLA Gang der Lichtstrahlen.

den seitlichen Ecken der Vorderwand befinden sich einfache Sehproben, als welche F l e s zwei Kartenblätter (rechts ein Aß, links eine Dame) benutzte. An der gegenüberliegenden hinteren Wand sind zwei Spiegel befestigt, die unter sich einen Winkel von 120° und mit der hinteren Wand je einen Winkel von 30° bilden. Der Scheitelpunkt des von den Spiegeln gebildeten Winkels liegt in der Mittellinie der hinteren Wand. Die obere Wand, die einen Deckel darstellt und behufs eventueller Abänderung der Sehproben abnehmbar ist, wird in ihrem vorderen Drittel von einer Milchglasscheibe

---

[1]) s. L.-V. Nr. 38.

gebildet, behufs Beleuchtung der erwähnten Figuren. Beim Hineinsehen in den Apparat durch die Öffnungen für die Augen sieht man diejenige Sehprobe, die rechts gelegen erscheint und die man daher mit dem rechten Auge wahrzunehmen glaubt, tatsächlich mit dem linken Auge (s. F. 24).

A r m a i g n a c. Eine wesentliche Verbesserung erfuhr der Apparat durch A r m a i g n a c (1878)[1]), der die beiden Spiegel um eine mit ihrer Berührungslinie zusammenfallende Achse drehbar machte. Durch entsprechende Drehung der Spiegel läßt es sich, wie leicht verständlich, erzielen, daß man jede Sehprobe mit dem gleichseitigen oder mit dem entgegengesetzten Auge, oder beide Sehproben mit nur einem Auge oder auch eine Sehprobe überhaupt nicht sieht.

M o n o y e r. Ganz ähnlich ist der von M o n o y e r[2]) 1884 angegebene Kasten, der sich dadurch von dem eben genannten unterscheidet, daß die Spiegel ohne ersichtlichen Grund einige cm auseinander gerückt sind.

M a r é c h a l. Eine vielleicht weniger wertvolle, aber zur Vereinfachung des Apparates dienende Abänderung des F l e s'schen Kastens hat 1879 M a r é c h a l[3]) empfohlen. Die Hauptänderung gegenüber dem F l e s'schen Apparat besteht darin, daß an die Stelle der beiden zu einander in Winkelstellung befindlichen Spiegel ein einziger Spiegel gesetzt wird. Die Maße des Kastens betragen: Länge 27 cm, Breite 17 cm, Höhe 9 cm. An der vorderen Wand befinden sich, 2,7—3 cm von einander entfernt, zwei Öffnungen für die Augen von 3 cm Durchmesser, die je mit einem kleinen, aus Holz gedrehten Einsatz versehen sind, dessen Öffnung einen Durchmesser von 2 cm hat. An der Innenseite der Vorderwand, und zwar etwas nach außen von den Öffnungen für die Augen sind zwei runde Korkstückchen angeklebt, an denen mittelst Stecknadeln etc. Sehproben verschiedener Art: kleine farbige Wachskügelchen, Oblaten oder auch Buchstaben angebracht werden können. In der Mitte der hinteren Wand, natürlich an deren Innenseite, ist ein Spiegel von 6 cm Höhe und 7 cm Breite befestigt, durch den dieselben Ergebnisse wie beim F l e s'schen Apparat erzielt werden. — Der Apparat ist, wie M a r é c h a l hervorhebt, sehr leicht aus Holz oder

---

1) s. L.-V. Nr. 4.   2) s. L.-V. Nr. 145.   3) s. L.-V. Nr. 90.

Karton herzustellen und kann zugleich zur Verpackung, von Instrumenten, Wollproben etc. dienen (s. Fig. 25).

A s t e g u i a n o[1]) hat sich bezüglich der für diese Apparate verwertbaren Sehproben ein besonderes Verdienst erworben, indem er seiner diesbezüglichen Arbeit eine kleine, umgekehrt gedruckte Sehprobentafel nebst Berechnung der Schschärfe beigab. Damit die Beleuchtung eine völlig ausreichende sei, hat er für seinen Apparat ferner die im Deckel befindliche Milchglasscheibe durch einen aufklappbaren Spiegel ersetzen lassen.

B e r t i n - S a n s. Gleichfalls auf Spiegelwirkung, berechnet, jedoch wesentlich von den vorhergehenden abweichend, ist der 1885 von B e r t i n - S a n s[2]) beschriebene Apparat. — Derselbe setzt sich aus einem Kasten von ungefähr 4 cm Höhe, 18 cm Breite und 16 cm Länge zusammen. An einer der niedrigen Seiten, die wir als Vorderwand bezeichnen wollen, befinden sich zunächst in der Mitte zwei Öffnungen: a und a_1, welche als Okulare dienen. Die seitlichen Ecken dieser Vorderwand sind mit den vorderen Ecken der rechten und linken Seitenwand durch kleine schräge Einsatzstücke verbunden, und diese sind mit runden, durch mattes Glas geschlossenen Öffnungen b b_1 versehen, welche nur so groß sind, daß sie sich leicht durch einen Finger (Daumen) bedecken lassen. Kleine Vorsprünge zwischen den Okularen und diesen runden Öffnungen sorgen dafür, daß der Untersuchte etwaige Bedeckung der letzteren durch die Finger nicht bemerken kann. An der der Vorderwand gegenüberliegenden Seite sind zwei Planspiegel c c_1, welche einen in das Innere des Kastens vorspringenden Winkel bilden, in der Weise angebracht, daß die durch die runde Öffnung eintretenden Lichtstrahlen als heller Kreis nach dem gleichseitigen Okular und dem daselbst befindlichen Auge reflektiert werden, und daß ferner beide Bilder sich decken wie beim Stereoskop (s. Fig. 26). Auch der mit beiden Augen Sehende nimmt demzufolge, wenn er mit dem Rücken gegen das Fenster oder gegen die Beleuchtung gekehrt in den Apparat hineinsieht, nur e i n e n hellen Kreis wahr. — Wenn eine der Öffnungen, durch welche die Lichtstrahlen hineinfallen,

---

[1]) s. L.-V. Nr. 5. [2]) s. L.-V. Nr. 21.

mit dem Finger bedeckt wird, so sieht er nach wie vor einen hellen Kreis, nur ist die Helligkeit desselben etwas beeinträchtigt. — Wenn der Untersuchte wirklich auf einem Auge blind ist, so wird er notwendigerweise das Bild, je nachdem die seinem gesunden Auge entsprechende Öffnung (b oder b_1), mehr oder weniger bedeckt ist, entsprechend groß sehen, und alle Maßnahmen, die bezüglich des andern Glases getroffen werden, können von ihm nicht beurteilt werden. Dagegen wird jede Wahrnehmung verschwinden, wenn die seinem gesunden Auge entsprechende Öffnung völlig verdeckt wird.

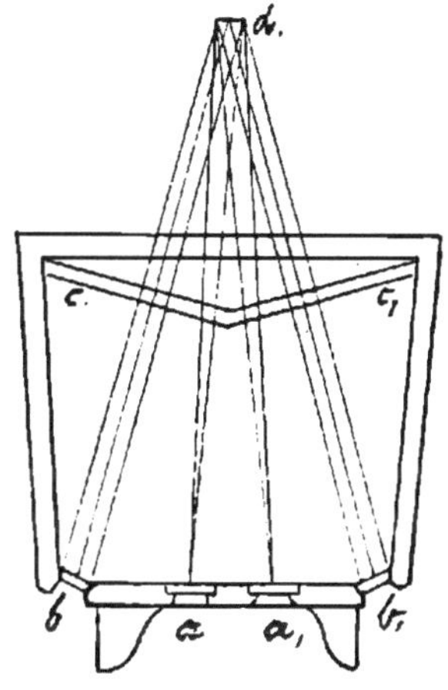

Fig. 26.

Pseudoskop von Bertin-Sans.

Wenn einseitige Blindheit s i m u - l i e r t ist, so kann der Untersuchte an der Verminderung der Lichtintensität des Bildes zwar event. wahrnehmen, daß eine der beiden Öffnungen geschlossen ist; aber, da die beiden Vorsprünge, welche zwischen a_1 u. b_1 bezw. zwischen a_1 u. b_4 gelegen sind, ihm die Bewegungen der Finger des Untersuchers verdecken, wird er nicht wissen, ob die seinem angeblich gesunden oder dem andern Auge entsprechende Öffnung verdeckt ist und wird daher mit seinen Angaben über das, was er sieht, bei wiederholten Prüfungen stets in Widerspruch mit seiner ursprünglichen Angabe geraten.

Der Apparat wird besonders von D é l a y[1]) sehr gerühmt. — Auch ich möchte ihn für recht zweckmäßig erachten und noch hinzufügen, daß man seine Anwendung noch durch Vorhalten farbiger Gläser, mehr oder weniger matter Scheiben oder auch von auf Glas geklebten Buchstaben vervielfältigen kann und daß sich zu diesem Zweck eine Drehscheibe mit verschiedenen Einsätzen auf jeder Seite empfiehlt.

H e r t e r. Ohne Anwendung eines besonderen Apparats, nur mit Hilfe gewöhnlicher Spiegel, hat H e r t e r[2]) gelehrt, der Simulanten Herr zu werden, und empfiehlt er sein Ver-

---

[1]) s. L.-V. Nr. 34. S. 22. [2]) s. L.-V. Nr. 69 u. 70.

fahren speziell für Schielende. Er rät, mit Hilfe eines gewöhnlichen planen Augenspiegels abwechselnd beide Augen zu beleuchten, also einfach den Lichtreflex bald in das rechte, bald in das linke Auge, bald auf das Zentrum, bald auf exzentrische Partien des Auges fallen zu lassen und den Untersuchten zur sofortigen Angabe des wahrgenommenen Lichtscheins anzuhalten. Wenn auch viele Menschen im allgemeinen im Stande sind, zu erkennen, ob ihr rechtes oder ihr linkes Auge von einem Lichtschein getroffen wird, so ist kaum irgend ein Normalsichtiger in der Lage, bei schneller Handhabung des Verfahrens, wenn man stets auf sofortige Angabe dringt, sich andauernd bei wiederholten Prüfungen mit absoluter Sicherheit vor Irrtum zu hüten. Demzufolge wird ein einseitige Blindheit Simulierender mindestens bei häufig wiederholten Prüfungen zuweilen auch dann eine Lichtempfindung angeben, wenn der Reflex nur das angeblich blinde Auge getroffen hat. Ein einmaliges derartiges Fehlgreifen entlarvt ihn aber auch schon. — Um den Simulanten die Unterscheidung, welches Auge jeweilig von dem Lichtschein getroffen wird, möglichst zu erschweren, bedarf es allerdings u. U. besonderer Vorsichtsmaßregeln.

Schon H e r t e r hebt hervor, daß man den Übergang des Reflexes von einem Auge auf das andere niemals direkt, sondern auf einem Umwege stattfinden lassen soll, damit der Untersuchte denselben nicht an der Bewegung des Spiegels selbst oder an der Scheinbewegung zufälliger Spiegelbilder gewahr wird, und fügt ferner hinzu: Will man diese Möglichkeit noch sicherer ausschließen, so wird man noch besser tun, den Spiegel ganz bewegungslos zu machen und den Übergang des Reflexes von einem Auge auf das andere durch entsprechende Bewegungen eines zweiten Spiegels zu bewerkstelligen, welcher sich hinter dem Kopf des zu Untersuchenden befindet, während die Lampe neben letzterem steht. Das Licht gelangt dann von der Lampe erst auf diesen Spiegel, dann auf den nach Art des Ophthalmoskops gehaltenen Spiegel und von hier ins Auge.

Mit Recht hat außerdem D é l a y[1]) 1887 darauf hingewiesen, daß es sich empfiehlt, recht kleine Augenspiegel zu nehmen, etwa von 2 qcm Größe, so daß die leuchtende Fläche

---

[1]) s. L.-V. Nr. 34. S. 36 u. 37.

möglichst klein ist. Auch hat er in Vorschlag gebracht, daß der Untersucher sich entweder weit ab oder hinter einen kleinen Wandschirm setzt, welcher nur den Schein des Spiegels durchlasse, die Bewegungen des Spiegels aber dem Auge verberge. — Es ist dabei wohl an einen Wandschirm gedacht, der nur eine kleine Öffnung zum Durchlassen der Strahlen trägt.

Sehr zweckmäßig ist auch der neuerdings von A. R o t h[1]) gemachte Vorschlag, dem Untersuchten bei dieser Prüfung vor jedes Auge ein starkes Konvexglas zu setzen.

W i c h e r k i e w i c z. Noch etwas schwieriger wird die Entscheidung, welches Auge vom Lichtschein getroffen wird, für den Untersuchten schließlich durch die Modifikation, die W i c h e r k i e w i c z[2]) 1893 angegeben hat. „Der zu Prüfende wird in der gewöhnlichen Weise zu einer Augenspiegeluntersuchung hingesetzt, dann angewiesen, beide Augen zu schließen und aufgefordert, jedes Aufblitzen vor dem gesunden Auge anzugeben. — Damit sich der Untersuchte durch ein leichtes Auflassen der Lidspalte über die Art der Untersuchung nicht orientiere, drückt der Untersucher die Lider beider Augen mit je einem Finger der linken Hand leicht zu, während er mit der rechten Hand vermittelst eines Augenspiegels schnell abwechselnd das rechte und das linke Auge beleuchtet. — Der Simulant wird meistens auch das Aufleuchten vor dem angeblich amaurotischen Auge verraten, zumal dann, wenn man zunächst mehrmals hinter einander das gesunde Auge beleuchtet und den Kranken auf schnelles Antworten eingeübt hat und alsdann erst mitunter auch das andere Auge beleuchtet.“

H e r t e r hat übrigens das Verfahren nicht nur zur Feststellung des Lichtwahrnehmungsvermögens eines angeblich völlig blinden Auges, sondern auch zur möglichst genauen Feststellung der Sehschärfe desselben benutzt, indem er die Buchstaben der S n e l l e n'schen Sehproben auf eine Glasplatte klebte und dieselbe vor der Milchglasglocke seiner Lampe befestigte. Der zu Untersuchende nimmt die beim Ophthalmoskopieren übliche Stellung ein. der Untersucher setzt sich ihm gegenüber und wirft mit dem Ophthalmoskopier-

---

planspiegel den Reflex der Lampenglocke abwechselnd in das rechte und das linke Auge mit der Aufforderung, die gleichzeitig reflektierten und auf dem hellen Hintergrund sich deutlich abhebenden Buchstaben zu lesen. Da der Untersuchte nicht immer weiß, in welches seiner Augen der Lichtreflex fällt, so wird er auch mit dem angeblich schwachsichtigen Auge kleine und kleinere Buchstaben lesen, bis er an die Grenze seiner wirklich vorhandenen Sehschärfe angelangt ist. Die Buchstabenseite muß natürlich der Lampe zugekehrt sein, da das Bild durch die Spiegelung umgekehrt wird. Mit Nutzen zu verwenden sind für den vorliegenden Zweck auch die C o h n'schen Sehproben, welche bekanntlich durchscheinend und eigentlich dazu bestimmt sind, am Fenster aufgehängt zu werden. Ich habe mir für meinen persönlichen Gebrauch eine Pappscheibe anfertigen lassen, die die Lampe völlig verdeckt und nur einen kreisförmigen Ausschnitt von 2—3 cm Durchmesser trägt. Hinter diesem Ausschnitt befindet sich gleichfalls aus Pappe gefertigt eine kleine Tasche, in welche man verschiedenfarbige Glasscheiben, mehr oder weniger matte Glasscheiben oder auch Milchglasscheiben, auf welche Buchstaben verschiedener Größe geklebt sind, so hineinschieben kann, daß sie in dem Ausschnitt der Pappscheibe erscheinen. Man kann auf diese Weise die Prüfung natürlich sehr mannigfaltig gestalten. — Wie schon erwähnt, hat H e r t e r sein Verfahren speziell für Schielende empfohlen, doch ist es auch sonst sehr wohl verwertbar. — F ü r S c h i e l e n d e j e d o c h h a b e n w i r ü b e r h a u p t k e i n b e s s e r e s V e r f a h r e n.

C o r o n a t. Augenscheinlich von dem Ideengang H e r t e r's geleitet hat C o r o n a t[1]) noch die nachstehende Abart des Vorgehens ersonnen: Der Kopf des zu Untersuchenden wird durch ein Rahmengestell (wie bei dem J a v a l - S c h j ö t z'schen Apparat zur Bestimmung des Astigmatismus) fixiert. Unterhalb der Öffnung für den Kopf befinden sich an demselben Gestell noch zwei kleine, horizontal neben einander gelegene Öffnungen, in denen durch Drehen einer Scheibe farbige Oblaten sichtbar gemacht werden können. Dem Untersuchten gegenüber ist in angemessener Entfernung an einem senkrechten Ständer ein konkaver Augenspiegel derartig fixiert, daß er leicht zur Horizontalen geneigt ist und daß er die in der rechten unteren Öffnung erscheinende farbige Oblate in das linke Auge des Untersuchten reflektiert und umgekehrt.

---

1) s. L.-V. Nr. 31.

Hat man sich einmal einen solchen Apparat hergestellt oder beschafft, so ist das Verfahren gewiß ein ganz bequemes und zweckmäßiges, doch ist dasselbe Resultat im allgemeinen nach H e r t e r einfacher zu erreichen.

F r i d e n b e r g. Die Benutzung eines gewöhnlichen konkaven laryngoskopischen Spiegels ist schließlich noch Anfang 1899 von F r i d e n b e r g[1]) empfohlen. Erforderlich ist zur Ausführung seiner Idee ferner eine kleine Sehprobentafel. — Der Untersucher hält dem Untersuchten den Spiegel wie bei der laryngoskopischen Untersuchung vor, jedoch etwas nach der Seite des gesunden Auges hin verschoben. Die kleine Sehprobentafel wird einige Zoll von der Schläfe derselben Seite entfernt gehalten. — Der Untersuchte sieht alsdann das Bild des gesunden Auges im Spiegel, die Sehprobe kann er jedoch nur mit dem andern Auge wahrnehmen. Liest er sie also, so ist er schon entlarvt. Durch Verdecken des angeblich blinden Auges und die Aufforderung, weiter zu lesen, wird er selber davon überzeugt, daß er ertappt ist. — Zur Kontrolle kann man auch den Spiegel und die Tafel auf der Seite des simulierenden Auges halten. Der Simulant erkennt das Bild des simulierenden Auges und die Sehproben, glaubt das Erkennen der Letzteren jedoch nicht zugeben zu sollen, obwohl er sie t a t s ä c h l i c h mit dem andern Auge w a h r n i m m t. Das Verfahren hat deshalb einen gewissen Wert, weil der Untersuchte glaubt, daß mit dem Auge, dessen Bild ihm im Spiegel erscheint, auch die Sehproben gelesen werden müssen und er durch diesen Irrtum direkt zu der ihn entlarvenden Angabe verlockt wird. Doch muß dasselbe von dem Untersucher sorgfältig vorher eingeübt werden, da schon geringe Abweichungen in der Haltung des Spiegels oder der Sehproben entgegengesetzte Verhältnisse schaffen.

Um eine absolute Genauigkeit des Ergebnisses zu sichern, empfiehlt es sich, Spiegel und Sehprobentafel je in einem Gestell unterzubringen. Die Sehprobentafel darf nur klein, am besten nicht größer als der Spiegel sein, am geeignetsten erscheint mir die Verwendung einer einfachen Visitenkarte, auf der man Buchstaben etc., die sich im Spiegelbilde nicht verändern, wie A H usw. in geeigneter Größe selbst aufzeichnet. Nach den von mir angestellten Versuchen kann man sich übrigens noch folgender Modifikation bedienen:

Man hält dem Untersuchten den Konkavspiegel von etwa 9 cm Durchmesser so vor, oder läßt ihn sich denselben so vorhalten, daß er seine beiden Augen sich darin wiederspiegeln sieht. Man nimmt nun eine Visitenkarte, die dicht an ihrem einen Rande mit unter einander stehenden Buchstaben oder Zahlen der oben erwähnten Art beschrieben ist und hält sie mit diesem Rande d i c h t an die Schläfe des angeblich gesunden Auges. Liest der Untersuchte jetzt die Sehproben, so beweist er damit, daß er mit seinem andern Auge lesen kann.

S c h m i t z. Im Anschluß an den Vorschlag von F r i d e n b e r g ist von S c h m i t z-Dortmund[2]), der das

---

[1]) s. L.-V. Nr. 39.   [2]) s. L.-V. Nr. 126a.

Fr.'sche Verfahren gleichfalls als etwas schwierig ausführbar bezeichnet, empfohlen, in ähnlicher Weise nicht einen Konkav-, sondern einen kleinen Planspiegel etwa von Pupillendistanz- oder etwas größerer Breite zu verwenden und als Vorlage ein Blatt weißen Kartonpapiers von etwa 15 cm Breite zu benutzen, auf welches mehrere Reihen Zahlen oder Buchstaben in Spiegelschrift (umgekehrte Schrift) aufgezeichnet sind. — Dieses Blatt wird dem zu Untersuchenden an die Schläfe des gesunden Auges gehalten, und hat derselbe alsdann in den ihm vorgehaltenen Spiegel zu sehen und die Ziffern etc. zu lesen. Ein Teil derselben kann dabei nur mit dem angeblich blinden Auge erkannt werden, was man genau kontrollieren kann, wenn man sich selbst hinter den „Patienten" oder hinter die Sehprobe stellt und in den Spiegel hineinsieht. — Auf S c h m i t z' Veranlassung hat die Buchdruckerei W. C r ü w e l l , Dortmund, Olpe 29, eine kleine Tafel mit 4 Reihen umgekehrt gedruckter Zahlen hergestellt (Preis M 0.50). Will man sich des Verfahrens, das, wenn beide Augen gleiches Sehvermögen haben, gewiß durchaus brauchbar ist, bedienen, so empfiehlt es sich jedenfalls der Einfachheit halber, sich die kleine Tafel von C r ü w e l l kommen zu lassen.

6. Verwendung von Apparaten, die eine Kreuzung der Blicklinien beider Augen und dadurch eine Täuschung des Untersuchten hervorrufen.

P r a t o. Ein derartiger Apparat ist nach L u c c i o l a[1]) zuerst im Jahre 1868 von P r a t o angegeben. Dieser Apparat, Hemioskop genannt, setzt sich aus zwei sich in der Mitte kreuzenden Hohlzylindern von je 20 cm Länge zusammen, die in einem allseitig geschlossenen Kasten untergebracht sind, der nur an der Stirnseite zwei Öffnungen für die Augen und an der gegenüberliegenden Seite, die dem Lichte zugekehrt zu halten ist, zwei kleine Fenster zur Anbringung transparenter Sehproben besitzt. Der Untersuchte glaubt, daß das, was ihm rechts gelegen erscheint, auch mit dem rechten Auge wahrgenommen werden müsse. (s. Fig. 27.)

B o n a l u m i. Ursprünglich waren von P r a t o nur die einfachen in der Zeichnung dargestellten Zeichen vorge-

---

[1]) s. L.-V. Nr. 88. S. 420.

sehen, B o n a l u m i[1]) hat später Buchstabenproben vorgeschlagen, um die Sehschärfe messen zu können, und den Zylindern eine Länge von 30 cm gegeben, um keine zu große Anforderung an die Akkommodation und Konvergenz zu stellen.

E l l i o t's[2]) Kasten hat drei Röhren; zwei sind parallel, die dritte zieht die Diagonale.

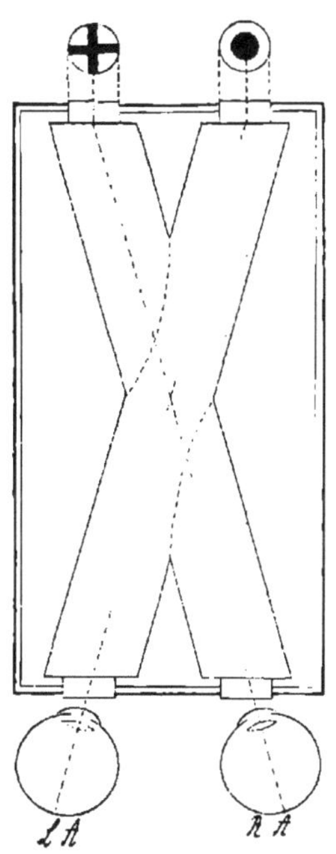

Fig. 27.

Hemioskop von P r a t o.

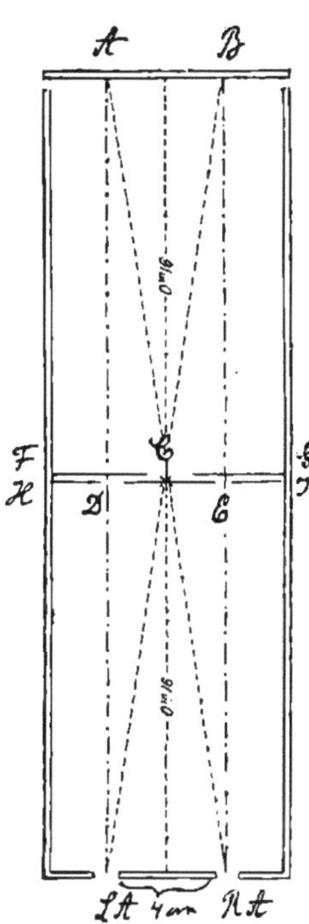

Fig. 28.

Pseudoskop von B e r t e l é bez. A n d r é.
LA=Linkes Auge. RA=Rechtes Auge.

B e r t e l é. Augenscheinlich mit dem P r a t o'schen Vorschlage unbekannt, hat 1880[3]) B e r t e l é einen auf ähnlichem Prinzip beruhenden Apparat beschrieben, den er eine Modifikation des F l e s'schen Kastens nennt, mit welchem letzteren er jedoch nur die Kastenform und den Entzweck gemeinsam hat. — Die Kreuzung der Blicklinien wird nach

1) s. L.-V. Nr. 88. S. 241. 2) s. L.-V. Nr. 36. 3) s. L.-V. Nr. 19.

5*

B e r t e l é in sehr einfacher Weise durch Einschaltung einer in ihrer Mitte mit einer Öffnung versehenen Zwischenwand zwischen die Okulare und die Sehproben erreicht. Denkt man sich in Figur 28 zunächst die — . — . — Linien und die Linie H J fort, so ergibt dieselbe einen schematischen Längsdurchschnitt durch den Apparat. Derselbe ist 33 cm lang; an seiner Stirnseite befinden sich, 4 cm von einander entfernt, zwei Okularöffnungen von je 1 cm Durchmesser. Mit dem rechten Auge sieht der Untersuchte die Sehprobe bei A, mit dem linken die bei B.

A n d r é. Die erste Verbesserung erfuhr dieser Apparat im Jahre 1882 durch A n d r é[1]), der an die Stelle des in der Mitte befindlichen e i n e n Diaphragmas zwei auswechselbare Diaphragmen (F G u. H I) setzte, von denen das eine völlig dem eben erwähnten entspricht, das andere jedoch, mit zwei seitlichen Öffnungen versehen, die direkte ungekreuzte Blickrichtung, gestattet. (s. die — . — . — Linien der Figur 28.) Durch abwechselnde Benutzung der beiden Diaphragmen ist es natürlich noch leichter, einen Simulanten zu entlarven.

M e l s k e n s (1884) hat den Mechanismus dieses Apparats dadurch vereinfacht, daß er sich eine feststehende Zwischenwand mit 3 Öffnungen (1 mittlere, 2 seitliche), sowie einen bequem zu handhabenden Schieber an demselben anbringen ließ, durch den abwechselnd bald die mittlere, bald die beiden seitlichen Öffnungen verdeckt werden können.

C h a u v e l (1885)[2]) hat mit dem Optiker N a c h e t (Paris) einen Apparat konstruiert, bei dem gleichfalls durch einen kleinen Schieber eine im Kasten befindliche Platte mit einer zentralen Öffnung gegen eine solche mit zwei seitlichen Öffnungen in unauffälliger Weise vertauscht wird. Um das Auseinanderhalten der Bilder zu erleichtern, sind die letztgenannten Durchblicksöffnungen noch mit schwachen Prismen versehen, auch sind an den Okularen kleine Rinnen (mit Federn) zum Einsetzen von Korrektionsgläsern angebracht. Die beigegebenen Sehproben bestehen aus kurzen französischen Sätzen, entsprechend einer Sehschärfe von $\frac{1}{2}$, $\frac{1}{3}$, $\frac{1}{4}$, $\frac{1}{5}$, $\frac{1}{7}$ und $\frac{1}{10}$ und befinden sich auf einer Glasplatte,

---

[1]) s. L.-V. Nr. 3. [2]) s. L.-V. Nr. 29.

so daß sie bei durchscheinendem Licht gut erkannt werden können. R e n é[1]) brachte 1893 verschiedene Platten in Vorschlag, die je nur eine einzige Reihe S n e l l e n'scher lateinischer Buchstaben enthalten.

B o n a l u m i[2]) hat schließlich den C h a u v e l'schen Apparat noch weiter vereinfacht und die Sehproben vervollkommnet.

Der C h a u v e l'sche Apparat kostet nach einer Anfrage bei P. R o u l o t, Giroux Frères successeurs, Paris, 58, quai des orfévres 60 Franks. M e l s k e n s Apparat, den man sich von jedem Buchbinder für billigen Preis herstellen lassen kann, leistet wohl ziemlich dasselbe, zumal wenn man die seitlichen Durchblicksöffnungen noch mit schwachen Prismen versieht.

Den bei der Prüfung innezuhaltenden Gang schildert C h a u v e l folgendermaßen: „Man muß bei der Prüfung stets zuerst mit den gekreuzten Bildern beginnen, oft läßt sich der Simulant schon dadurch fangen und liest nur diejenige Hälfte, die seinem angeblich blinden Auge entspricht. Zuweilen aber stockt er, und man notiert dann sorgfältig alles, was er sehen kann. Während man ihn hierauf zunächst einem anderen Verfahren unterwirft, stellt ein Gehilfe den Apparat für direkten Blick ein. Nachdem das inzwischen erprobte Verfahren beendet ist, setzt man den fraglichen Mann von Neuem vor den Apparat und läßt ihn mit lauter Stimme lesen. Da an dem Apparat nichts verändert zu sein scheint, wird der Simulant dieselben Angaben wie vorher machen, obwohl durch den Mechanismus die Blickrichtung eine ungekreuzte geworden ist. — Erforderlichenfalls kann man den Versuch an verschiedenen Tagen, in verschiedener Form und mit verschiedenen Leseproben wiederholen.“

7. Verfahren, welche darauf abzielen, durch Einschaltung eines schmalen Gegenstandes in die Blickrichtung der Augen für jedes derselben einen Teil des Gesichtsfeldes zu verdecken.

J a v a l. Das in der Überschrift erwähnte Prinzip ist zuerst auf dem internationalen Kongreß zu Paris 1867, und

---

[1]) s. L.-V. Nr. 11. [2]) s. L.-V. Nr. 88. S. 424/425.

zwar von **J a v a l** zur Sprache gebracht, indem er riet[1]), den zu Untersuchenden aus einem Buche laut vorlesen zu lassen und ihm dann ein schmales Lineal oder dergleichen dergestalt zwischen Buch und Augen vorzuhalten, daß für jedes Auge ein Teil der Schrift verdeckt, das Lesen im Falle beiderseitigen ausreichenden Sehvermögens jedoch nicht verhindert wird. Glattes Weiterlesen bei unbeweglicher Haltung des Kopfes ist beweisend für Simulation.

C u i g n e t. Im Jahre 1870 hob auch C u i g n e t[2]) den Nutzen des Verfahrens hervor. — Er weist besonders darauf hin, daß der Kopf des Untersuchten genau fixiert und die Vorlage, die zweckmäßigerweise in einer Entfernung von etwa 30 bis 35 cm vorzuhalten sei, nicht bewegt werden dürfe. Etwa in der Mitte, zwischen der Nase des Untersuchten und der Vorlage, hält er dann einen Zeigefinger, ein schmales Lineal, ein Stück Rohr oder dergl. Als Vorlage benutzt er speziell ein durchsichtiges Blatt Papier, auf welchem unter einander drei Reihen von je 7 Kreisen, je 2 cm von einander entfernt, angebracht sind. Die Kreise haben einen Durchmesser von 8 mm, sind in der obersten Reihe völlig schwarz, stellen in der zweiten Reihe Kreise mit einem $\frac{1}{2}$ bis 1 mm breiten schwarzen Rand dar, während in der dritten Reihe dieser Rand noch etwas feiner ist und nur punktiert erscheint. Die Kreise der ersten Linie sind mit Nummern versehen, die, da die übrigen Kreise direkt senkrecht unter ihnen stehen, auch für diese Gültigkeit haben (s. Fig. 29).

Man läßt den der Simulation Verdächtigen zunächst die sämtlichen Kreise der Tafel zählen; gibt er an, einzelne nicht zu sehen, so hat er entsprechend den Zahlen anzugeben, welche Kreise für ihn ausfallen. — Dadurch, daß man sich dem Untersuchten, der den Rücken dem Fenster zukehrt, gegenüberstellt, und zwar hinter das mit den Kreisen versehene durchsichtige Blatt, kann man in bequemer Weise die Kreise erkennen und genau verfolgen, welche Kreise für den Untersuchten entsprechend seiner angeblich einseitigen Blindheit etc. ausfallen müßten.

Erkennt der Explorat stets sämtliche Punkte in der obersten Reihe, die der 2. oder 3. Reihe jedoch nicht, so hat man dadurch auch einen gewissen Anhalt für den Grad der Schwachsichtigkeit des betreffenden Auges gewonnen. Es empfiehlt sich natürlich, dem Blatt zuweilen eine etwas andere Stellung zu geben, sodaß der Untersuchte nicht immer dieselben Kreise auszulassen hat.

Mir ist der Nutzen dieser besonderen Vorlage nicht recht einleuchtend und ist dieselbe jedenfalls besser durch ein Blatt mit verschiedenen Seh- und Leseproben zu ersetzen.

D r i v e r[3]) (1872) benutzt zwei S n e l l e n'sche Tafeln auf 6 Meter und ein 4 cm breites Lineal, welches dem rechten Auge die linke Tafel — und umgekehrt — verdeckt.

Das Verfahren ist etwas umständlich, aber sonst wohl verwertbar.

---

[1]) s. L.-V. Nr. 140. S. 124 und Z e h e n d e r's Monatsblätter. 1867. S. 93. [2]) s. L.-V. Nr. 32. [3]) s. L.-V. Nr. 35.

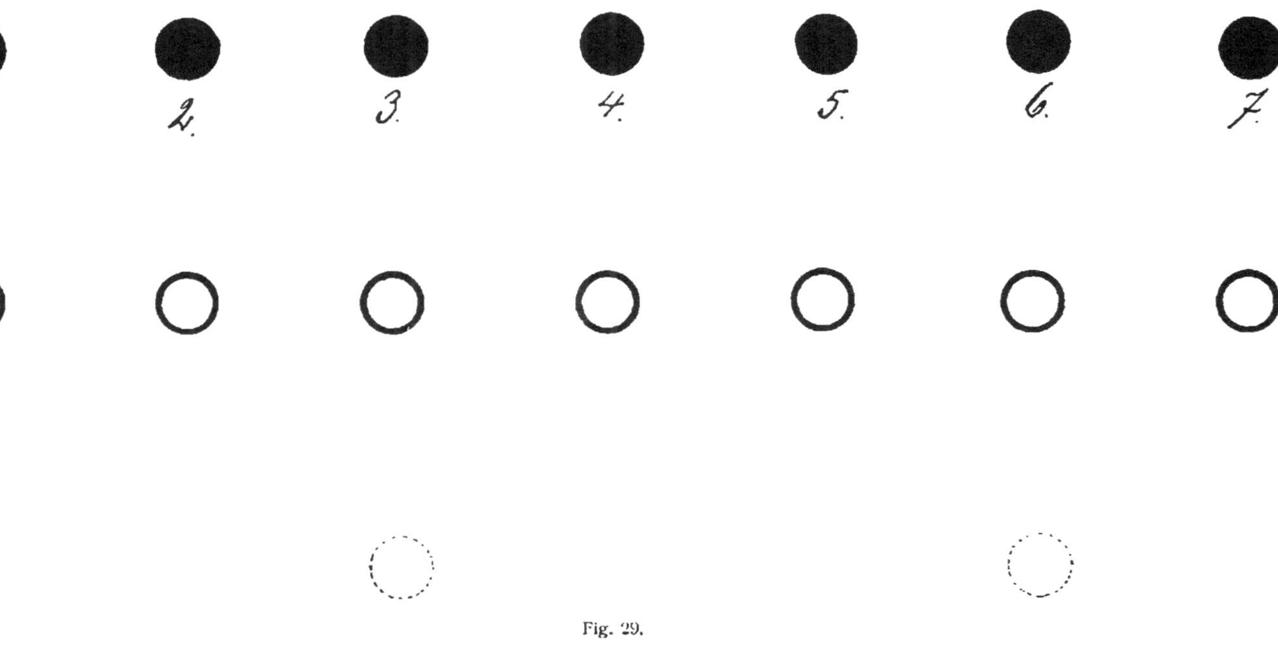

Fig. 29.

P e r r i n[1]) (1877) empfiehlt, abwechselnd vor das eine und das andere Auge einen kleinen länglichen Gegenstand von 1 cm Durchmesser in einer Entfernung von 2—3 cm vorzuhalten und den Untersuchten fortwährend lesen zu lassen.

Auf die Entfernung des zwischen Augen und Sehproben gehaltenen Gegenstandes kommt es meines Erachtens nicht so genau an, nur darf man mit demselben nicht zu dicht an die Augen und auch nicht zu dicht an die Vorlage herangehen.

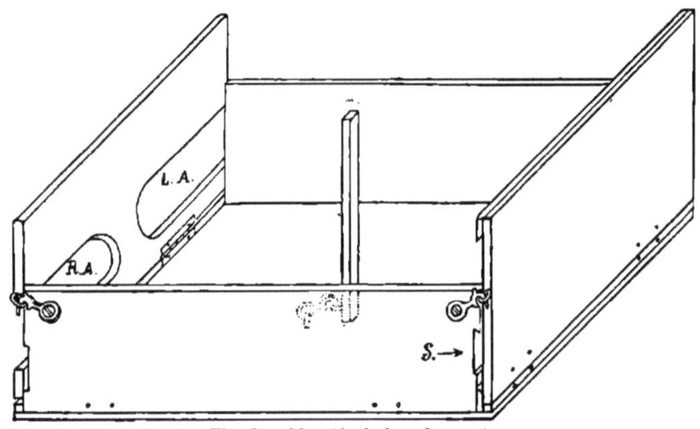

Fig. 30. M a r t i n 'scher Apparat.

Wichtig ist es, daß das Verfahren möglichst unauffällig ausgeführt wird. Man zeigt dem Untersuchten zu diesem Zweck zunächst mit einem Bleistift, wo er anfangen soll zu lesen, und beläßt denselben dann, wie unabsichtlich, zwischen den Leseproben und dem Untersuchten.

M a r t i n[2]) (1878) benutzt in bequemer Verwertung der J a v a l'schen Idee einen Kasten von 33 cm Länge und 20 cm Breite. Die hintere Wand ist mit einem Einschnitt versehen, in welchen sich verschiedene Sehproben einschieben lassen, die vordere hat zwei Öffnungen für die Augen. Ein Stäbchen in der Mitte zwischen der vorderen und hinteren Wand ersetzt das Lineal von J a v a l.

Im allgemeinen erfreuen sich die in diesem Abschnitt geschilderten Methoden einer besonderen Beliebtheit nicht, da

---

1) s. L.-V. Nr. 103. 2) s. L.-V. Nr. 91.

die unbedingte Vorbedingung der absoluten Ruhighaltung des
Kopfes meist durch Bewegungen des Untersuchten vereitelt
wird. — Am ehesten würde man sich dagegen durch Anwendung des M a r t i n'schen Kastens schützen können.

8. Apparate, welche mehrere der besprochenen Grundideen zur Anwendung bringen.

Im Hinblick auf die in den vorhergehenden Kapiteln beschriebenen Apparate drängt sich unwillkürlich der Gedanke
auf, ob es nicht zweckmäßig sei, sich einen Apparat zu kon-
struieren, der die verschiedenen geschilderten Grundideen in
sich vereinigt. Dementsprechend sind denn auch mehrere derartig kombinierte Apparate angegeben.

L o i s e a u. So hat L o i s e a u nach F r o i d b i s e[1])
(1883) sich einen Kasten angefertigt, der die Ideen M a r t i n's
und B e r t e l é's verbindet und der, kurz beschrieben, darin
besteht, daß das in dem M a r t i n'schen Kasten (s. u. 7) in
der Mitte befindliche Stäbchen durch eine in der Mitte durch-
brochene Zwischenwand, wie beim B e r t e l é'schen Pseudoskop, ersetzt werden kann.

M a r i n i hat nach A s t e g i a n o[2]) (1889) sich einen
F l e s'schen Kasten so einrichten lassen, daß durch Ein-
setzen von Prismen in die Okulare derselbe einerseits in ein
Stereoskop und durch Anbringung einer durchbrochenen
Zwischenwand oder eines Stäbchens in der Mitte des Kastens
auch in einen Apparat nach Art des B e r t e l é'schen oder
M a r t i n'schen verwandelt werden kann.

B a r t h é l é m y. Recht sinnreich ist insbesondere die
von B a r t h é l é m y[3]) (1889) angegebene Zusammenstellung. — Dieselbe besteht zunächst aus einem dicken, vier-
kantigen und ½ m langen Lineal, das in Zentimeter eingeteilt und in dessen Mitte zur bequemen Handhabung ein Griff
oder auch ein Fuß angebracht ist (Fig. 31). An dem einen
Ende befindet sich eine seitlich verschiebbare, schwarzlackierte
Platte aus Holz oder Eisenblech mit zwei Öffnungen für die
Augen und einem Spalt für die Nase. An den Öffnungen für
die Augen ist an der Rückseite je eine Vorkehrung zur Aufnahme von Korrektionsgläsern oder Prismen angebracht.

---

[1]) s. L.-V. Nr. 43. S. 247. [2]) s. L.-V. Nr. 5. [3]) s. L.-V. Nr. 8.

Auf dem Lineal gleiten zwei Schieber S und S_1, welche an der oberen Seite eine schraubenmutterartige Öffnung besitzen, mittelst welcher sie zu Trägern verschiedener Aufsätze

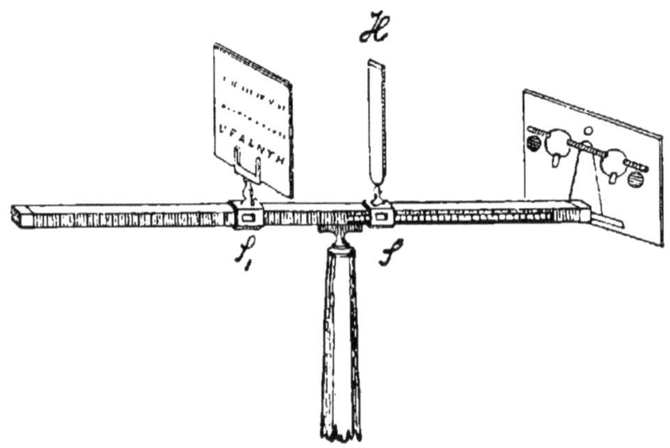

Fig. 31. Pseudoskop von Barthélémy.

werden können. Der Schieber S_1 dient gewöhnlich zur Aufnahme der Sehproben. Behufs Anwendung des Javalschen Verfahrens wird auf den Schieber S ein kleines Holzstäbchen H aufgeschraubt. Der Querschnitt desselben ist oval, die Länge des kleinsten und des größten Durchmessers beläuft sich auf 1 bezw. 2 cm. Dadurch, daß man sowohl die Entfernung der Sehproben, als auch des Stäbchens und ferner durch einfache Drehung die Breite dieses Stäbchens ändern

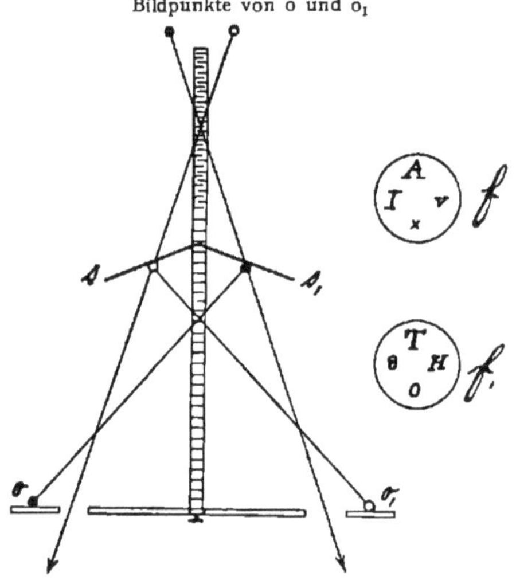

Fig. 32.
Schematischer Durchschnitt durch das Pseudoskop von Barthélémy bei Benutzung der Winkelspiegel und Darstellung des Strahlenganges.

kann, lassen sich natürlich die Bedingungen des Verfahrens sehr vielfältig gestalten.

Um den Apparat nach Art des Fles'schen Kastens zu benutzen, sind 2 kleine, in einem Winkel von 120° zu einander geneigte Spiegel s und s_1 (s. Fig. 32) beigegeben, die gleichfalls auf einen der Schieber aufgeschraubt werden können, der alsdann in einer Entfernung von etwa 33 cm von dem Querbrettchen festgestellt wird. An dem letzteren, und zwar nach außen von den beiden Augenöffnungen befinden sich entweder zwei Oblaten o und o_1 (je eine rote oder weiße), oder noch besser zwei runde, weiße Felder mit Probebuchstaben verschiedener Größe (f, f_1). Das Ergebnis ist, wie aus Fig. 32 ohne weiteres hervorgeht, dasselbe wie beim F l e s'schen Apparat.

Die Verwandlung des Apparats in ein offenes Stereoskop geschieht in einfacher Weise dadurch, daß beide Augenöffnungen mit entsprechend starken Prismen (16—18^0 Basis nach außen) versehen werden. Auch ist eine kleine schwarze Scheidewand — ebenso wie dem amerikanischen (B u r c h a r d t'schen) Stereoskop — beigegeben, die sich zwischen den beiden Augenöffnungen senkrecht zum Querbrett und in der Längsrichtung des Lineals auf diesem befestigen läßt.

Durch Anbringung eines starken Konvexglases auf dem Schieber S und seitliche Verschiebung des Querbrettchens in der Weise, daß das Lineal direkt senkrecht unter einer der beiden Augenöffnungen steht, ist schließlich der Apparat noch als Optometer (nach Art der B a d a l'schen, B u r g l'schen, G o e d e'schen Optometer) zu verwenden und ist daher in seiner Vielgestaltigkeit zweifellos als eine sinnreiche Zusammenstellung zu rühmen.

K u h n t. In ganz anderer, aber nicht minder zweckmäßiger Weise vereinigt der K u h n t'sche Apparat mehrere Methoden. Wie schon weiter oben erwähnt, stellt derselbe im allgemeinen ein amerikanisches Stereoskop dar, doch ist dasselbe mit zwei seitlichen Drehscheiben montiert, durch die es möglich ist, in unauffälliger Weise die verschiedensten Gläser vor die Prismen zu bringen. In jede Drehscheibe sind fest eingelassen:

1. Ein rauchgraues Glas zur Undeutlichmachung der von dem betreffenden Auge wahrgenommenen Sehproben,

2. ein hellblaues,

3. ein etwas dunkler blaues Glas, beide zur Herstellung

der Bedingungen des K u g e l'schen Vorschlages (s. u. II B 2
Schluß),

4. ein rotes und

5. ein grünes Glas.

Die beiden letzten für die S n e l l e n'sche Probe.

Außerdem ist in jeder Scheibe noch ein besonderer Platz
zur Einsetzung beliebiger Gläser, insbesondere Korrektionsgläser, offen gelassen. Behufs sachgemäßer Verwendung der
roten bezw. grünen Gläser sind natürlich Vorlagen mit zum
Teil roten und grünen Buchstaben erforderlich. Besonders
diese Kombination der Wirkung farbiger Gläser mit der
Wirkung der Prismen ist für den Simulanten eine äußerst
ungünstige und verhängnisvolle. Schreibt man z. B. auf jede
Hälfte der Vorlage denselben Buchstaben oder dasselbe Wort
in roter Schrift, stellt vor das sehende Auge ein rotes Glas
ein und läßt den Untersuchten, bevor er in das Stereoskop
blickt, gewissermaßen unmerklich einen Blick auf die Vorlage werfen, so wird er glauben, daß er einen der beiden
Buchstaben pp. jedenfalls lesen müsse, während er in Wahrheit, falls er wirklich einäugig blind ist, nichts erkennen
würde, da das vor dem sehenden Auge befindliche rote Glas
den roten Buchstaben unsichtbar macht. Natürlich läßt sich
dies Verfahren, wie leicht ersichtlich, noch verschiedentlich
variieren.

9. Verwendung von Medikamenten.

B a r o f f i o. Auf das eigentlich nahe liegende Verfahren, durch Benutzung eines Mydriatikums oder eines
Miotikums das gesunde Auge für die Nähe beziehungsweise
für die Ferne vorübergehend außer Betrieb zu setzen, ist
man verhältnismäßig spät gekommen. B a r o f f i o[1], der
dieses Mittel zuerst, und zwar 1887 empfohlen hat, vergleicht
es daher, sowie auch seiner Einfachheit wegen mit dem Ei
des Kolumbus. — Er schlägt vor, in das „kranke" Auge
einige Tropfen Wasser, in das gesunde Auge zunächst einige
Tropfen Kalabarlösung zu träufeln. Liest der Untersuchte
nach eingetretener Wirkung Sehproben auf 5 m, „so kann
dies nur mit dem angeblich kranken Auge geschehen". Wird

---

[1] s. L.-V. Nr. 7.

in das gesunde Auge dagegen Atropin eingeträufelt, so ist
natürlich dieses Auge, falls es nicht myopisch ist, unfähig,
in der Nähe vorgehaltene feine Sehproben zu entziffern, und
trotzdem auf kurze Entfernung gelesene Schriftproben beweisen wiederum das Sehvermögen des angeblich unbrauch-
baren Sehorgans. Natürlich ist vorher der Brechzustand der
Augen festzustellen, und eine eventuelle Abweichung vom
Normalen durch Gläser zu korrigieren.

C. F r o e l i c h. H a m a n n[1]) (1895) beschreibt folgende
Form des Verfahrens, die er in der C. F r o e l i c h'schen
Klinik ausgeübt hat. Man läßt den Simulanten nach Korrektion einer etwaigen Refraktionsanomalie zunächst aus einem
Buche etwas vorlesen, ohne irgend welchen Wert darauf zu
legen, ob das angeblich blinde Auge offen oder verdeckt ist,
und bringt ihm dann in unauffälliger Form etwas Atropin
in den Bindehautsack des gesunden Auges (nach H a m a n n
am besten in der Weise, daß man einen Zeigefinger mit etwas
Atropinlösung benetzt und diese Lösung unter abwechselnder Untersuchung und Palpation beider Augen, wobei man
nach etwaiger Schmerzhaftigkeit fragt, in das gesunde Auge
gelangen läßt. Noch unauffälliger dürfte es sein, wenn man
eine Spur reinen Atropins benutzt). Dann, verbindet man
dem Untersuchten beide Augen, damit er sich nicht orientieren
kann, oder läßt ihn zu diesem Zwecke, was nach meinem
Dafürhalten weniger seinen Verdacht erregen dürfte, im
Dunkelzimmer sitzen und wartet die Wirkung des Atropins
ab. Bei nicht genügender Wirkung desselben macht man die
Manipulation möglichst harmlos noch einmal, bis die Pupille
stark erweitert ist. Sofort nach Abnahme der Binde beziehungsweise nach Herausführung aus dem Dunkelzimmer
oder dessen Erhellung hält man dem Untersuchten das Buch
wieder vor und fordert ihn auf, weiter zu lesen. „Wenn es
ihm auch gelingt, sich etwas zu orientieren, so kommt es
ihm doch zu gefährlich vor, auf einmal zu behaupten, er
könne garnicht lesen; er liest also, und durch Verdecken
des angeblich blinden Auges zeigt man ihm, daß er mit dem
gesunden Auge nicht weiter lesen kann, also mit dem blinden
allein gelesen hat."

---

[1]) s. L.-V. Nr. 55.

Unmittelbar nach diesen Versuchen, das „blinde" Auge zu bedecken und die Sehleistung des gesunden Auges festzustellen, ist nicht allein zur sofortigen Demonstratio ad oculos für den Simulanten, sondern auch aus dem Grunde notwendig, weil man nur auf diese Weise den Ausfall der Tätigkeit des gesunden Auges, also die hinreichende Wirkung des Miotikums bezw. des Mydriatikums sicher erkennen kann.

J a k s o n[1]) (1898) riet (nach B a u d r y), nach Atropinisierung beider Augen vor das gesunde Auge ein Glas zu setzen, welches den Fernpunkt auf 50 cm festlegt und dem andern Auge ein Glas zu geben, das dessen·Fernpunkt auf 25 cm fixiert. Zieht der Untersuchte beim Lesen seiner Schrift alsdann die letztere Entfernung vor, so ist anzunehmen, daß er mit seinem „blinden" Auge liest, was man natürlich gleichfalls durch Verdecken desselben kontrollieren muß.

Diese Methoden sind gewiß zuweilen nutzbringend, doch wird man dem Untersuchten nicht unnötig eine Funktionsstörung beibringen, wenn seine Überführung auf andere Weise zu erreichen ist.

Ein eigenartiges Verfahren ist das von A l e x a n d e r[2]). Er verordnete unter den nötigen Bemerkungen Jodkalium, welches leicht im Urin nachweisbar ist. Der Simulant nahm es nicht und wurde — als Lügner — entlarvt.

10. Prüfung des Gesichtsfeldes, des Blickfeldes, des Tiefenschätzungsvermögens und einige andere vereinzelt dastehende Methoden.

C u i g n e t. Die P r ü f u n g   d e s   G e s i c h t s f e l d e s   u n d   d e s   B l i c k f e l d e s des gesunden Auges bei unverdecktem andern Auge nach dem Vorgange von C u i g n e t[3]) wird mit einem Lichte ausgeführt, das nach Fixierung des Kopfes an den Augen nach verschiedenen Richtungen hin vorübergeführt wird. Wird es noch wahrgenommen, wenn es für das gesunde Auge durch den Nasenrücken verdeckt ist, so kann natürlich einseitige vollständige Blindheit nicht vorliegen.

S c h w e i g g e r. Die P r ü f u n g   d e s   T i e f e n s c h ä t z u n g s v e r m ö g e n s soll nach S c h w e i g g e r

---

[1]) s. L.-V. Nr. 11.   [2]) s. L.-V. Nr. 2.   [3]) s. L.-V. Nr. 32.

insofern für die Entlarvung der Simulation einseitiger Blindheit Verwertung finden, als ein Mann, der bei Anstellung des H e r i n g'schen Fallversuches stets richtige Angaben macht, unbedingt binokulär sicht. Wenn dies zuzugeben ist. so ist es schon für Gesunde schwer, bei diesem Versuch stets das Richtige zu treffen, und ein Simulant wird sich keine besondere Mühe geben.

Eher kann der Untersuchte noch bei Benutzung des P f a l z'schen[1] „Apparats zur Beurteilung des Tiefenschätzungsvermögens" wenigstens auf mala voluntas ertappt werden, wenn er nämlich auch b e i B e t r a c h t u n g der hier nicht aneinander vorbeifallenden, sondern in verschiedener Stellung zu fixierenden Kügelchen, v o n o b e n h e r nicht will erkennen können, welches Kügelchen mehr nach vorne als das andere steht, da bei dieser Anordnung auch einem Einäugigen die Beurteilung nicht schwer fällt.

C u i g n e t hat bekanntlich 1870 noch vorgeschlagen, den zu Untersuchenden daraufhin zu prüfen, ob er seinen b l i n d e n F l e c k wahrnimmt, was er natürlich nur kann, wenn ein Auge blind oder verschlossen ist, doch fügt der Autor selbst hinzu, daß er dieses Mittel nur pour curiosité erwähne.

W a r l o m o n t. Aus älterer Zeit, 1864, stammt auch der Vorschlag von W a r l o m o n t, durch mechanisches Verschieben eines Auges (des gesunden) mittelst Fingerdrucks Doppelbilder zu erzeugen, durch deren Zugeständnis der Simulant allerdings beweisen würde, daß er nicht einseitig blind ist. Das Verfahren ist jedoch als etwas roh zu bezeichnen und würde wohl auch nur selten von Erfolg gekrönt sein.

M o n o y e r. Wenig Anwendung dürfte auch das nachstehende Verfahren von M o n o y e r gefunden haben. — Betrachtet man durch ein feines, aus parallelen Fäden bestehendes Gitter eine Flamme, so sieht man entsprechend der Richtung der Gitterfäden zu beiden Seiten der Flamme eine Reihe von farbigen Spektren. Man bringt nun vor jedes Auge ein solches Gitter, jedoch so, daß die Fäden des einen auf denen des anderen senkrecht stehen. Der Untersuchte wird alsdann aufgefordert, anzugeben, in welchen Richtungen er Spektren sieht und kann eventuell dadurch zu Fall gebracht werden.

Recht nützlich kann es schließlich zuweilen noch sein, wenn man beobachtet, wie ein Untersuchter sich verhält, während sein gutes Auge verbunden ist. Zwecks genauer objektiver Untersuchung des „blinden" Auges wird zunächst das andere durch einen Verband geschützt. Nachdem das

---

[1] Siehe Bericht über den ophthalmolog. Kongreß 1898.

Auge dann längere Zeit eingehend untersucht ist, steht man
zum Schluß schnell auf und fordert vorangehend den Untersuchten kurz auf, mitzukommen. Es kann sich sehr wohl
gelegentlich ereignen, daß der Simulant im Moment nicht an
den Verschluß seines guten Auges denkt und sich durch sein
sicheres Mitgehen verrät.

Nach dem Vorstehenden, steht uns ein ausgedehntes
Arsenal von Mitteln zur Verfügung, mit denen wir der Simulation einseitiger Blindheit oder Schwachsichtigkeit entgegentreten können. — Ich habe mich bemüht, damit die
Wahl nicht zu schwer fällt, bereits im einzelnen den
beschriebenen Methoden und ihren Unterarten ein Zeug-
nis mit auf den Weg zu geben. — Nichtsdestoweniger ist es
wohl nicht unangebracht, zum Schluß noch hervorzuheben,
in welcher Reihenfolge und in welchem Umfange es sich
meines Erachtens empfiehlt, von unsern Hilfsmitteln Gebrauch
zu machen.

Ich halte es für zweckmäßig, nach Absolvierung der
objektiven Untersuchungsmethoden, soweit dieselben in betracht kommen, z u n ä c h s t e i n f a c h m i t H i l f e der
gewöhnlichen Brillengläser, wie dies unter 1 geschildert ist,
am besten mit der S c h e n k l ’schen, S i l e x’schen oder
J a k s o n’schen M e t h o d e die Überführung zu versuchen,
da zweifellos eine Anzahl Simulanten schon damit in der
bequemsten Weise ihrer weiteren Bemühung überhoben wird.
Gelingt auf diese Weise die Entlarvung nicht, so greife ich
zum S t e r e o s k o p , das zumal in Verbindung mit den erwähnten, von K u h n t angegebenen kleinen, verschiedene
Gläser tragenden Drehscheiben und unter Zuhilfenahme der
verschiedenen geschilderten Vorlagen etc. mit wenigen Aus-
nahmen für alle Fälle ausreicht. Auch hier ist es das beste,
mit dem Einfachsten zu beginnen und zunächst einige Vorlagen zu zeigen, die mit der Erscheinung des Wettstreits der
Sehfelder rechnen, wie z. B. die Tafel, die auf der einen
Hälfte die sich kreuzenden Linien auf der anderen das
schwarze Kreuz aufweist. Gelingt es hierdurch bereits, eine
Funktionstüchtigkeit des kranken Auges festzustellen, die bis
dahin in Abrede gestellt wurde, so kann man den Unter-

suchten einfach sofort, indem man ihm ad oculos demonstriert, daß er nur mit Hilfe seines „schlechten" Auges im Stande war, das zu sehen, was er erkannt hatte, auf seine Unwahrhaftigkeit festnageln und wird ihn dann meist bei nochmaliger allgemeiner Prüfung des Sehvermögens eventuell unter Benutzung der in Abschnitt I angegebenen Mittel sehr schnell zur Zugabe seines wirklichen Sehvermögens bringen können. Glaubt man jedoch nach dem Wesen des Untersuchten annehmen zu sollen, daß man hierbei neuen Kämpfen mit ihm entgegengeht, so kann man auch zunächst noch diejenigen stereoskopischen Vorlagen benutzen, die eine genauere Feststellung des Sehvermögens ermöglichen. — Versagen diese einfachen Methoden, so wird man, ehe man die Überzeugung von dem wirklichen Vorhandensein der von den Untersuchten angegebenen Blindheit oder Schwachsichtigkeit in sich zur Gewißheit werden lassen darf, einerseits unter Berücksichtigung und Verwertung der übrigen unter den Abschnitten 3, 4 und 8 (K u h n t) gegebenen Ratschläge, Hilfsmittel und Vorlagen die stereoskopische Untersuchung in möglichst ausgiebiger Weise zu vervollständigen haben, andrerseits jedoch, da, wie gesagt, das Stereoskop in einzelnen Fällen im Stich läßt, auch noch von anderen Methoden Gebrauch machen müssen. — Solche Fälle sind zunächst Simulation von einseitiger völliger Blindheit bei tatsächlich vorhandener hochgradiger Schwachsichtigkeit eines Auges. Unter solchen Umständen ist speziell die B e n u t z u n g d e r P r i s m e n und die Prüfung mit einem Licht geboten, eventuell mit dem B a u d r y'schen P r i s m a. — Auch daß s c h i e l e n d e Simulanten mit dem Stereoskop häufig nicht entlarvt werden können, ist von vornherein einleuchtend. Es gibt jedoch auch einzelne Leute, die trotz vorhandenen vollständigen Muskelgleichgewichts und ohne sonstige nachweisbare Störungen im Stande sind, bei gleichzeitiger Inanspruchnahme beider Augen dauernd von den Eindrücken, die das eine derselben empfängt, völlig abzusehen. — Daher ist es stets notwendig, sich noch des im Abschnitt 5 beschriebenen H e r t e r'schen V e r f a h r e n s mit seinen Modifikationen zu bedienen. Auch unterlasse ich niemals, mich gemäß Abschnitt 10 (Schlußsatz) von dem Gebahren des Untersuchten bei Verschluß seines gesunden Auges zu überzeugen. —

Wenn bei all diesen Verfahren dem Untersuchten eine Unstimmigkeit in seinen Angaben nicht nachgewiesen werden kann, so kann man ihm getrost Glauben schenken.

Wenn ich eine Anzahl der früher erwähnten Methoden hier nicht mehr angeführt habe, so soll damit nicht gesagt sein, daß dieselben nicht auch mit Nutzen zu verwenden sind. Jeder wird sich nach Belieben das eine oder das andere auswählen und oft mit Erfolg verwerten können. Nur leisten sie nicht mehr als die soeben aufgeführten. Will man sich schließlich einen der Spiegel- etc. Apparate beschaffen, so dürfte sich meines Erachtens das von Barthélémy angegebene Pseudoskop (s. Abschnitt 8) am meisten empfehlen, das man sich leicht von jedem Optiker nach der Beschreibung anfertigen lassen kann.

III. Simulation doppelseitiger völliger Erblindung und doppelseitiger hochgradiger Schwachsichtigkeit.

Dieser stehen wir nicht so reich gerüstet gegenüber wie der Simulation einseitiger Blindheit etc. Jedoch erfordert die Rolle eines beiderseits Blinden oder hochgradig Schwachsichtigen so viel Entsagung, Hartnäckigkeit und Geistesgegenwart, daß nur wenige auf die Idee kommen, sie spielen zu wollen. —

Ehe ich auf die Entlarvungsmethoden eingehe, möchte ich noch vorweg bemerken, daß ich unter v o l l s t ä n d i g B l i n d e n in nachstehendem Kranke verstehe, bei denen auch der letzte Rest des Lichtempfindungsvermögens verloren gegangen ist, und unter h o c h g r a d i g S c h w a c h s i c h t i g e n diejenigen, deren Sehvermögen sich zwischen dem Erkennen von Lichtschein und dem Zählen von Fingern in nächster Nähe bewegt. — Untersuchte, die angeben, noch F i n g e r zählen zu können, bilden bereits den Übergang zu den in Gruppe I besprochenen Fällen, da beim Erkennen von Fingern auch große Buchstaben oder wenigstens große Punkt- oder Strichproben auf die gleiche Entfernung erkannt werden müssen, und dann bereits die Prüfung mit Sehproben möglich ist. — Angenommen wird auch für das folgende, daß für beide Augen genau oder wenigstens annähernd die gleiche Einschränkung bezw. Aufhebung der Sehleistung angegeben wird, da man sonst einen Simulanten schon unter

Zuhilfenahme eines Teils der in Gruppe II besprochenen Methoden in Widersprüche verwickeln kann (Prismen und Spiegelprobe nach H e r t e r etc.).

A. Simulation vollständiger beiderseitiger Blindheit.

Abgesehen von der hier besonders sorgfältig und wiederholt[1]) vorzunehmenden Aufnahme der Anamnese, die event. durch amtliche Ermittelungen zu kontrollieren ist, handelt es sich naturgemäß zunächst nur um objektive Prüfungsmethoden. Es sind zu besprechen:

1. D i e B e w e r t u n g d e s o p h t h a l m o s k o - p i s c h e n U n t e r s u c h u n g s b e f u n d e s.
2. D i e P r ü f u n g d e r P u p i l l e n r e a k t i o n.
3. D i e B e o b a c h t u n g d e r b i n o k u l a r e n F i x a t i o n u n d d e r B l i c k r i c h t u n g e n d e s U n t e r s u c h t e n u n t e r v e r s c h i e - d e n e n U m s t ä n d e n.
4. D i e B e o b a c h t u n g d e s „K r a n k e n" i m a l l g e m e i n e n.

Ad 1 unterliegt es ja keinem Zweifel, daß trotz völligem Erloschensein der Lichtempfindung einige Zeit hindurch der Augenspiegel uns ein völlig normales B i l d d e s A u g e n - h i n t e r g r u n d e s darbieten kann. Andererseits besteht jedoch wohl noch immer der von A. v. G r a e f e aufgestellte Satz zu Recht, daß, wenn nicht schon vorher, so doch nach längstens sechsmonatlichem Bestehen einer völligen Erblindung eine deutlich erkennbare Sehnervenatrophie sich etablieren müsse. — Auch bei hochgradiger, sich nur auf Lichtempfindung beschränkender Schwachsichtigkeit ist dies nach v. G r a e f e der Fall[2]).

Anzuführen ist an dieser Stelle noch, daß A r l t empfohlen hat, gelegentlich der ophthalmoskopischen Untersuchung zu beobachten, wie sich die Augen des Untersuchten bei längerer Beleuchtung insbesondere der Gegend der Macula lutea verhalten, da bei einem Nichtblinden bei hinreichend lange Zeit hindurch fortgesetzter Einwirkung des hellen Lichtes unwillkürlich ein vermehrtes Blinzeln oder auch wohl ein Tränen des betreffenden Auges auftritt. Allerdings muß man die Beleuchtung mitunter recht lange fortsetzen, ehe man das Ergebnis nach der einen oder andern Richtung hin verwerten kann.

---

[1]) Zur Feststellung etwaiger Widersprüche.
[2]) s. L.-V. Nr. 47.

Ad 2. Was die P u p i l l e n r e a k t i o n anbetrifft, so ist bei mangelnder L i c h t reaktion natürlich in erster Linie zu prüfen, ob bei K o n v e r g e n z oder A k k o m - m o d a t i o n Reaktion der Pupillen eintritt. Bleiben auch hierbei die Pupillen reaktionslos, so kann selbstverständlich normaler Visus vorliegen und die Reaktionslosigkeit kann einfach entweder künstlich durch Mydriatica oder durch Miotica, oder aber auch durch irgend welche krankhaften Bewegungsstörungen hervorgerufen sein. Aber auch wenn bei A k k o m m o d a t i o n und K o n v e r g e n z deutliche Reaktion erkennbar ist, L i c h t reaktion jedoch fehlt, also s o g e n a n n t e   r e f l e k t o r i s c h e   P u p i l l e n - s t a r r e besteht, haben wir darin zwar im allgemeinen ein pathognomisches Zeichen für ernstere Erkrankungen des Nervensystems (Tabes dorsalis, progressive Paralyse, mul- tiple Sclerose) zu erkennen, das Sehvermögen kann aber auch unter diesen Umständen noch völlig gut erhalten sein. Beobachtet ist übrigens auch worden, daß beim Nachklingen von Atropinwirkung, Lichtreaktion der Pupille noch nicht eintrat, während sich bei Konvergenz und Akkommodation Pupillenreaktion bereits zeigte, so daß nicht immer die so- genannte reflektorische Pupillenstarre als Zeichen beginnen- der schwerer Krankheit aufzufassen ist.

Daß andererseits bei völliger Erblindung die Pupillen- reaktion auf Licht nicht i m m e r aufgehoben zu sein braucht, geht schon aus den unter Abschnitt II erwähnten Gründen hervor. Hier kommt noch hinzu, daß es sich bei doppel- seitiger Erblindung eventuell um einen Krankheitsprozeß handeln kann, der, zentralwärts vom Pupillenzentrum ge- legen, die Tätigkeit des letzteren unter Umständen in keiner Weise beeinträchtigt. Immerhin sind diese Fälle jedoch so selten, daß bei angeblichem Mangel jeglicher Lichtempfin- dung und trotzdem vorhandener normaler Reflexempfind- lichkeit der Augen jedenfalls der Verdacht der Simulation oder wenigstens der Hysterie außerordentlich nahe liegt. — Falls die heimliche Benutzung eines Mydriatikums oder Miotikums nicht ausgeschlossen erscheint, ist natürlich die Möglichkeit des Fortgebrauchs desselben durch sorgfältige Isolierung nach vorangegangenem Bad und vollständigem Kleiderwechsel auszuschließen. Eine wie genaue Visitation sich dabei stets empfiehlt, geht aus einem in der Literatur beschriebenen Fall hervor, in welchem sich der Inkulpat unter dem Nagel einer großen Zehe ein kleines Atropin-Reservoir angelegt hatte.

Erwähnenswert ist hier auch die Tatsache, daß während des Schlafes die Pupillen bekanntlich meist verengt sind, auch bei Amaurotischen, die im Wachen weite Pupillen haben. Bei Atropinmydriasis würde natürlich diese Verengerung im Schlaf ausbleiben[1]).

A d 3. D i e B e o b a c h t u n g d e r b i n o k u l a - r e n F i x a t i o n u n d d e r B l i c k r i c h t u n g e n ist in mehrfacher Richtung für uns verwertbar. So empfahl P i c h a , bei Untersuchung eines angeblich Blinden eine plötzliche Veränderung der Blickrichtung der eigenen Augen oder auch eine schnelle unvorhergesehene, jedoch unhörbare Bewegung mit dem Kopf oder mit der Hand vorzunehmen und darauf zu achten, ob der Untersuchte nicht gleichfalls seine Augen dementsprechend dirigiert.

S c h m i d t - R i m p l e r[2]) hat bekanntlich 1871 vorgeschlagen, den Untersuchten anzuweisen, auf seinen eigenen Zeigefinger, der ihm zugleich mit etwas lebhaftem Druck vorgehalten wird, die Augen zu richten, wobei das mangelnde Bestreben des Untersuchten, dieser Aufforderung gerecht zu werden und eine event. zu Tage tretende Neigung, statt dessen die Augen ganz planlos auf einen völlig andern Punkt zu richten, für Simulation verdächtig ist, da auch ein völlig Blinder im allgemeinen der an ihn gestellten Aufforderung nachkommen könne. Der Vorschlag ist später mehrfach angefochten worden, sowohl deshalb, weil tatsächlich manche Blinde nicht in der Lage sind, der Aufforderung nachzukommen, als auch deshalb, weil auch ein Blinder aus Angst, für einen Simulanten gehalten zu werden, die Fixation des Fingers unterlassen kann und weil schließlich ein gut unterrichteter Simulant nicht anstehen wird, den Finger zu fixieren. Immerhin ist aber der Versuch jedenfalls wert, angestellt zu werden und muß man nur seine Bewertung nach den jeweiligen Umständen bemessen. Wie S c h m i d t - R i m p l e r[3]) später nochmals, übrigens unter vollkommener

---

[1]) s. L.-V. Nr. 65. S. 395. [2]) s. L.-V. Nr. 122. [3]) s. L.-V. Nr. 124.

Anerkennung des beschränkten Wertes des Verfahrens, hervorhebt, darf man sich jedoch nicht damit begnügen, den Finger des „Blinden" einfach nach einer beliebigen Richtung hinzuschieben, sondern man muß denselben fest und drückend anfassen und den Untersuchten gleichzeitig mit lauter und eindringlicher Stimme auffordern, die Augen darauf zu richten.

Burchardt[1]) hat nach Rabl-Rückhardt das Verfahren noch dahin modifiziert, daß er den Untersuchten auffordert, auf einen ihm vorgehaltenen eigenen Finger mit dem Zeigefinger der andern Hand zu stoßen, was im allgemeinen gleichfalls von einem völlig Blinden gut ausgeführt werden kann. Doch kann es immerhin auch hierbei einem wirklich Blinden in Folge von Störungen des Muskelgefühls etc. unmöglich sein, der Anforderung zu entsprechen.

In einem einschlägigen Falle ließ Burchardt[2]) übrigens, nachdem der angeblich Blinde bei der ersten Anstellung des Versuchs seine Finger stets aneinander vorbeigestoßen hatte, in seiner Gegenwart ohne weitere Auseinandersetzungen einem Lazarettgehilfen die Augen verbinden und an diesem denselben Versuch — natürlich mit positivem Ergebnis wiederholen. Als nun im Laufe der nächsten Tage die Prüfung nochmals mit dem „Blinden" vorgenommen wurde, traf dieser sicher seinen vorgehaltenen Finger. Es liegt natürlich nahe, anzunehmen, daß er dies veränderte Verfahren nur darum einschlug, weil er Tags zuvor durch den Augenschein sich davon überzeugt hatte, daß selbst ein Nichtsehender der an ihn gestellten Forderung genügen kann. Ein sicherer Beweis dafür, daß dieser Beweggrund vorlag, und daß er somit hinreichend genau gesehen haben mußte, als jener Versuch an einem Andern in seiner Gegenwart ausgeführt wurde, ist dadurch allerdings auch noch nicht gegeben.

Auch durch Einschaltung eines Prismas in die Blickrichtung kann man zuweilen Aufschluß über das Vorliegen von Simulation gewinnen. Man fordert den Untersuchten auf, die Augen ganz geradeaus zu richten und in dieser Richtung eine zeitlang festzuhalten.

<hr>

1) s. L.-V. Nr. 26. 2) s. ebendaselbst.

Kommt er dieser Aufforderung nach, was er wohl, um nicht böswillig zu erscheinen, gewöhnlich tun wird., und fixiert er vielleicht, um die Augen besser ruhig halten zu können, einen an der gegenüberliegenden Wand befindlichen Gegenstand oder ein ihm zu diesem Zweck in seine Blickrichtung gestelltes Licht, so wird beim Vorhalten eines Prismas vor eins seiner Augen (mit der Basis nach innen oder außen) dieses eventuell eine Einstellungsbewegung vornehmen, und kann man dann mit Sicherheit auf ein gewisses, wenn auch event. nur geringes Sehvermögen schließen. Zweckmäßig ist es übrigens, auf diese Weise auch jedes Auge unter Verschluß des andern einzeln zu prüfen.

Sehr wohl kann man meines Erachtens auch den G e b r a u c h e i n e s P r i s m a s m i t d e m V o r s c h l a g e v o n S c h m i d t - R i m p l e r o d e r v o n B u r c h a r d t k o m b i n i e r e n. — Läßt man den Untersuchten nach S c h m i d t - R i m p l e r's Vorschrift einen seiner Finger fixieren — was er, wie wir gesehen, im allgemeinen sowohl als Blinder als auch natürlich als Sehender kann — schiebt man nun vor eins seiner Augen ein Prisma (mit Basis nach außen oder innen) und weicht alsdann das Auge dementsprechend ab, so ist der Beweis für ein gewisses Sehvermögen geliefert.

Den B u r c h a r d t'schen Versuch läßt man zunächst ohne Prisma ausführen und, falls er nicht sofort gelingen will, bringt man dem Untersuchten durch Auseinandersetzung oder durch Demonstration, wie oben geschildert, bei, daß er ihn ganz gut ausführen kann und läßt ihn solange üben, bis es gut und sicher geht. Setzt man dann vor ein Auge ein stärkeres Prisma mit der Basis nach oben oder unten, so wird der Untersuchte, wenn er sehend ist, zeitweise wieder an seinen Fingern vorbeistoßen. Ist der Untersuchte dagegen in Wahrheit blind, so wird er, was man ihm auch vor seine Augen bringen mag, dadurch in keiner Weise gestört werden. Allerdings wird es nicht immer gelingen, einen Simulanten so zu erziehen, daß er ohne Gläser stets seine Finger trifft, und andererseits kann er auch trotz der vorgesetzten Gläser, wenn er vom Fixieren seines Fingers Abstand nimmt, den vorgehaltenen Finger stets richtig treffen.

Immerhin erscheint mir der Vorschlag unter Umständen doch des Versuches wert.

Ad 4. Was die B e o b a c h t u n g d e s U n t e r - s u c h t e n i m a l l g e m e i n e n betrifft, so wird zunächst immer noch angeraten, den Versuch zu machen, ob bei plötzlichem schnellen V o r s t o ß e n e i n e s F i n - g e r s oder auch eines spitzen Instruments in der Gegend der Augen der Untersuchte etwa erschreckend zurückweicht und dadurch sein Sehen dokumentiert, doch könnten sich Simulanten leicht darauf einüben, einem solchen Verfahren Stand zu halten.

Um auch dann noch einen Anhalt für das gute oder schlechte Gewissen des Untersuchten zu gewinnen, hat bekanntlich F a l l o t[1]) empfohlen, während des genannten Experiments die Hand auf die Herzgegend des Untersuchten zu legen und dadurch zu konstatieren, ob etwa das Herz desselben bei diesem Verfahren unruhiger werde[2]). Doch kann auch d i e s e s Verfahren trügerisch sein, da einerseits ein vorbereiteter Simulant trotzdem ruhig bleiben kann und andererseits auch das Herz eines wirklich Blinden angesichts einer eingehenden Untersuchung, zumal wenn schon der Verdacht einer Simulation ihm gegenüber ausgesprochen ist, gewiß leicht zur Unruhe neigt[3]).

Ähnlich wie in der eben beschriebenen Weise kann man auch einen Simulanten dadurch zu überraschen suchen, daß man ihm plötzlich ein grelles Licht in seine Augen wirft[4]). etwa mit einer Acetylenlampe oder dergleichen. Weicht er eventuell auch hierbei nicht z u r ü c k , so wird er wenigstens meist unwillkürlich die Augen schließen, wozu für einen völlig Blinden kein Grund vorliegt.

Auf die Idee, einen zweifelhaft Blinden gegen einen steilen Uferrand marschieren zu lassen und zu beobachten, wie er sich, am Ufer angelangt, verhält, wird heute wohl niemand mehr kommen, obgleich dieses

---

¹) s. L.-V. Nr. 37.

²) Interessant ist vielleicht zu erwähnen, wie F a l l o t zu seinem Vorschlag gekommen ist. Er gibt an, daß er die erste Idee dazu W a l t e r S c o t t verdanke und schreibt in einer Anmerkung: „Der Verfasser des Waverley war bei einem Pferdehandel zugegen. Der Käufer, der ein gewandter und erfahrener Mann in diesem Fach war, hatte keinen Fehler an dem Tier gefunden, und der Handel sollte eben abgeschlossen werden, da trat ein Blinder hinzu. Obgleich schon von Geburt an seines Gesichtes beraubt, trieb dieser Mensch einen Handel mit Tieren und Uhren. Nachdem er das Pferd mit den Händen durchgegriffen hatte, erklärte er, es sei blind, was man nun auch wirklich fand. Man fragte ihn nun, durch welche Mittel er diesen Fehler hätte entdecken können, da ihn doch niemand mit den gesundesten Augen bemerkt habe, worauf er erwiderte: Nachdem ich die Gliedmaßen des Pferdes durchfühlt hatte, legte ich ihm eine Hand aufs Herz, während ich die andere lebhaft vor seinen Augen hin und her bewegte, und da ich dabei keine Veränderung der Herzschläge bemerkte, konnte ich daraus schließen, daß es blind sei.

³) s. H e r t e r , L.V. Nr. 69. ⁴) s. L.-V. Nr. 122.

Verfahren noch Ende vorigen Jahrhunderts zur Ausführung gelangt ist. Der betreffende Simulant war übrigens besonders gesinnungstüchtig, marschierte ruhig immer weiter und ließ sich in den Fluß hineinfallen, da er zugleich sah, daß einige Kähne zu seiner Rettung bereit waren, und bekannte erst später seine Simulation.

Wenn wir uns mit den geschilderten Methoden nicht alsbald Klarheit verschaffen können, ist eine s o r g f ä l t i g e und andererseits m ö g l i c h s t u n a u f f ä l l i g e Ü b e r - w a c h u n g u n d B e o b a c h t u n g einzuleiten. Die dauernde Innehaltung der Maske eines völlig Blinden ist eine sehr schwere Aufgabe. Als typisch für den völlig Blinden gilt bekanntlich im allgemeinen das fixationslose Vorsichhinstarren bei weit geöffneten Lidspalten, die ziellos in langsamen Bewegungen sich vollziehenden Schwankungen der Blickrichtung der Augen, ferner der langsame vorsichtige Gang, bei dem die Füße tastend vorgeschoben und meist auch die Hände vorgestreckt werden, um etwa im Wege stehende Gegenstände vorweg zu bemerken. — Außerdem ist natürlich der Blinde zu vollständiger Tatlosigkeit und Teilnahmlosigkeit in bezug auf alle nur mit dem Auge wahrnehmbaren Außendinge verurteilt, und gerade diesem Erfordernis für die strikte Durchführung seines Programms dauernd nachzukommen ist sehr schwer für den Simulanten, zumal, wenn man in seinen Bereich Gegenstände bringt, die sein Interesse zu erregen geeignet sind. R a b l - R ü c k h a r d t[1]) schlug s. Z. vor, ihm Schriftstücke, Zeitungen oder dergleichen wie durch Zufall in die Hände zu spielen, die irgend etwas für ihn Wichtiges — etwa die Aufforderung, eine Erbschaft anzutreten — enthalten, was zu verfolgen in seinem Interesse liegt. — Den jeweiligen Umständen entsprechend, muß man sich bemühen, eventuell ähnliche Hilfsmittel in Anwendung zu ziehen.

Neben der Beobachtung hat selbstverständlich überall da, wo es sich um eine, und zwar eventuell heilbare Blindheit handeln kann, sofort eine s o r g f ä l t i g e B e h a n d - l u n g stattzufinden.

Aber auch dann, wenn wir bereits glauben, annehmen zu können, daß eine tatsächliche Blindheit auszuschließen ist, ist die alsbaldige Einleitung einer Behandlung geboten

---

[1]) s. L.-V. Nr. 108.

(Dunkelkur, am besten in Gestalt eines Okklusivverbandes, subkutane Injektionen von Pilokarpin etc.). Gleichzeitig ist der Untersuchte, dem man Zweifel an seine Glaubwürdigkeit am besten überhaupt nicht merken läßt, dabei auf den voraussichtlich guten Erfolg der Kur hinzuweisen. — Man ebnet ihm auf diese Weise eine Rückzugslinie, die er zuweilen nur deshalb nicht beschreitet, weil er durch fortwährendes Bezweifeln seiner Angaben hartnäckig gemacht wird.

B. Simulation doppelseitiger, hochgradiger Schwachsichtigkeit.

Das Zugestehen eines gewissen Sehvermögens bietet von vornherein meist eine Handhabe, den Untersuchten in Widersprüche zu verwickeln, und zwar unter Anwendung ähnlicher Mittel, wie sie in Abschnitt I geschildert sind.

Auch h i e r müssen die Sehprüfungen in verschiedener Form und in verschiedenen Entfernungen eine gewisse Übereinstimmung ergeben. — Ein Mann, der bei Tageslicht in nächster Nähe noch Finger zählt, muß Handbewegungen vor einem schwarzen Hintergrund noch in der Entfernung, von einigen Metern erkennen können. Auch muß er bei Prüfung mit einer Kerzenflamme den Unterschied von hell und dunkel noch in 6 m Entfernung wahrnehmen, was ein gesundes und sogar ein etwas schwachsichtiges Auge s e l b s t b e i g e s c h l o s s e n e n L i d e r n noch zu leisten vermag. — Zu der gleichen Unterscheidung muß überhaupt jeder im Stande sein, der sich noch frei umher bewegen kann. Speziell G r o e n o u w[1]) empfiehlt diese K e r z e n p r o b e und meint: „Es muß auch dem Laien einleuchten, daß ein Mensch, der bei geöffnetem Auge einen Lichtschimmer nicht ebenso weit erkennen will, wie ein anderer mit geschlossenen Lidern, und der trotzdem allein umherzugehen vermag, nur ein grober Simulant sein kann."

B u r c h a r d t[2]) hat bekanntlich ferner für hochgradig Schwachsichtige Sehproben vorgeschlagen, die aus verschieden großen, weißen Scheiben bestehen und die im allgemeinen hinter einem Schirm verdeckt gehalten und nur vorübergehend gezeigt werden sollen. — Der Untersuchte, dem anfänglich nur große Scheiben hingehalten werden, wird

---

[1]) s. L.-V. Nr. 52. [2]) s. L.-V. Nr. 26.

angewiesen, stets beim Erscheinen derselben schnell ein Zeichen zu geben, daß er sie gesehen, und wird auf dieses Verfahren zunächst eingeübt. Ist dies erreicht, so geht man plötzlich zur Vorzeigung erheblich kleinerer Scheiben über, und der Simulant wird nicht selten unwillkürlich auch das Erkennen dieser kleinen Scheiben markieren. Natürlich darf das Vorzeigen der Scheiben nicht taktmäßig und muß auch völlig geräuschlos geschehen. Gibt der Untersuchte das Erkennen und Unterscheiden großer S n e l l e n'scher Haken zu, so kann man in ähnlicher Weise auch wohl solche benutzen und plötzlich kleinere Haken einschalten.

Auch dadurch, daß man Buchstaben oder sonstige Zeichen in größter Leuchtkraft dem Auge zur Erscheinung bringt, indem man im Dunkelzimmer vor eine große, event. durch eine starke Konvexlinse kondensierte Flamme schwarze Blechplatten hält, in denen Buchstaben etc. ausgeschnitten sind, kann man unter Umständen noch einen Anhalt für den Formensinn der Augen gewinnen und durch abwechselndes schnelles Vorhalten großer und kleiner Buchstaben eventuell das Zugeständnis des Erkennens auch kleinerer Buchstaben erzielen.

Gelingt es auf diese Weise nicht, eine dem objektiven Befund angemessene Sehschärfe aus dem Untersuchten zu extrahieren, so wird man ebenso wie in Abschnitt I zur Prüfung des Gesichtsfeldes in verschiedenen Abständen schreiten, nur muß man hier natürlich recht große weiße und farbige Sehobjekte wählen. Auch des W o l f f b e r g - schen diagnostischen Farbenapparats wird man sich, wie schon erwähnt, zuweilen mit Nutzen bedienen können.

Aber noch in mancherlei anderer Weise kann man den Simulanten auf lügnerische Angaben festnageln. — Wie sich ein Simulant bei Benutzung von Prismen mit seinen Angaben festfuhr: schildert O h l e m a n n folgendermaßen:

Ich hielt dem zu Untersuchenden ein Prisma von 10^0 mit der Basis nach unten vor ein Auge, stellte ein Licht in 4 m Entfernung auf und fragte, wieviel Lichter er sehe. Er antwortete ganz richtig: „Ich sehe zwei." Nun nahm ich das Prisma weg und hielt es vor das andere Auge, fragend „und wieviel nun?" Wiederum Antwort richtig „2". Darauf, indem ich nun beiläufig bemerkte, „das macht zusammen 4", hielt ich nun vor jedes Auge ein Prisma von 10^0 (Basis nach unten) und fragte: „Was sehen Sie nun?" Da kam die überraschende Antwort „4".

Auch bei Drehung der Prismen in verschiedener Richtung gab der Untersuchte stets an, 4 Lichte zu sehen und ließ sich auch durch geäußerte Bedenken nicht von dieser Angabe abbringen, sondern begründete dieselbe noch durch die Äußerung: „Aber Sie haben mir doch vor jedes Auge ein Glas gesetzt."

Mehrere recht zweckmäßige Verfahren führt A. R o t h neuerdings noch in seinem Beitrag zum Handbuch der Militärkrankheiten über „die Krankheiten des Sehorgans" in Form von Beispielen an. Ich möchte davon folgende hervorheben:

1. Musketier B. hatte beiderseits angeblich nur $^1/_{10}$ Sehschärfe. Man ließ ihn seinen Namen schreiben. In der Mitte des Wortes wurde er aus irgend einem Vorwande unterbrochen, dann schrieb er weiter, haarscharf die Feder dort ansetzend, wo sie abgesetzt war. Etwas später zog man einen Strich von entsprechender Deutlichkeit und forderte ihn auf, den Strich zu verlängern. B. konnte nun angeblich den Strich so schlecht sehen, daß er ihn stets verfehlte.

2. Musketier D. wollte den von unten herkommenden Finger des Arztes in Höhe seiner Nasenspitze durchaus nicht bemerken. Der Arzt lud seinen Finger faradisch, worauf D. schon vor der zweiten Berührung sorgsam auswich. (Er hatte diese Therapie gern gestattet.)

3. Auf elektrischem Wege gelang der Nachweis, daß der angeblich auf einem Auge blinde Musketier E. sehr gut einen doppelten Eisendraht von einem einfachen unterschied, also nicht blind war. Die Sehschärfe ließ sich hiernach vielmehr auf $^1/_{20}$ berechnen.

4. Musketier E. wollte S n e l l e n'sche Haken einer gewissen Größe nur noch ratend erkennen. Man ließ ihn 10 mal raten, und er „riet" stets falsch. Dies bewies, daß er deutlich sah, denn wirklich ratend, hätte er nach der Wahrscheinlichkeitsrechnung etwa 10 richtige Angaben machen müssen.

W i c k[1]) fand, daß durch Anwendung des letztgenannten Verfahrens sich häufig die wirkliche Sehleistung feststellen läßt und berichtet:

„Zu diesem Zwecke habe ich mir eine Anzahl weißer Pappquadrate hergestellt von 10 cm Seitenlänge und auf jedes derselben (in der Mitte) einen Haken nach S n e l l e n (**E**) aufgeklebt von verschiedener Leseweite (für 50, 30, 20, 15, 10 und 6 m).

Dem Untersuchten, der bisher z. B. eine Sehleistung von $^6/_{30}$ zugegeben hat, wird zunächst das Quadrat mit **E** für 30 m in 6 m Entfernung vorgehalten. Er wird auch bei verschiedenen Drehungen des Quadrats richtig angeben, nach welcher Seite sich der Haken öffnet. Nunmehr wird in derselben Entfernung das Quadrat mit dem Haken für 20 m Entfernung vorgehalten. Gibt der Untersuchte an, diese Haken nicht mehr zu erkennen, so läßt man ihn r a t e n , nach welcher Seite sich der Haken bei einer Anzahl verschiedener Drehungen öffnet. Hat er 25 bis

---

[1]) s. L.-V. Nr. 142a.

30 mal hintereinander v e r k e h r t geraten, so kann man sicher sein, daß er tatsächlich die Haken richtig erkannt hat. Man nimmt dann den nächst kleineren Haken und verfährt in derselben Weise. Eine abermals 25 bis 30 mal hinter einander gemachte falsche Angabe beweist wiederum, daß der Untersuchte sich in Wirklichkeit über die Konfiguration des kleineren Hakens jedesmal klar war. So schreitet man eventuell allmählich bis zu den kleinsten Haken vor und gewinnt so wider den Willen des Untersuchten eine sichere Schätzung seines Sehvermögens. Erkennt er die Haken in der Tat nicht mehr, so werden plötzlich seine Angaben zeitweise richtig.

Ich bin selbst überrascht gewesen, wie alle (4) bisher in dieser Weise untersuchten Simulanten darüber zu Fall gekommen sind und mit Hartnäckigkeit an ihren falschen Angaben über 100 mal festhielten. Bei so großen Zahlen kann man nicht mehr den Zufall verantwortlich machen wollen, und ist durch ein solches Prüfungsergebnis meines Erachtens ein vollgültiger Beweis nicht nur für die Simulation überhaupt, sondern auch für die entsprechend berechnete tatsächliche Sehleistung gegeben. — Es ist notwendig, sich die Haken einzeln aufkleben zu lassen und einzeln vorzuzeigen, da bei Benutzung einer großen Tafel mit einer Anzahl verschiedener Haken die Drehungen der Tafel leichter verfolgt werden können und der Untersuchte sich eventuell damit salvieren kann, daß er seine ursprüngliche erste Angabe bezüglich der Öffnung des Hakens im Sinne behalten und nun nach der beobachteten Drehung der Tafel immer entsprechend abgeändert habe. Dies ist bei den kleineren Quadraten, die man stets schnell und durch Umkehren völlig unkontrollierbar in verschiedene Stellungen bringen kann, nicht möglich. Auch ist das Arbeiten mit diesen kleinen Quadraten natürlich wesentlich bequemer als mit einer großen Tafel.“

Schließlich bleibt uns als letztes, nicht zu unterschätzendes Mittel wiederum eine längere, sorgfältige und möglichst unauffällige Beobachtung im allgemeinen unter gleichzeitiger Anwendung einer geeigneten Behandlungsform. — In gewissem Sinne ist es allerdings leichter, die Rolle eines hochgradig Schwachsichtigen zu spielen, als diejenige eines völlig Blinden. Der Betreffende kann, ohne sich etwas zu vergeben, sich etwas freier umherbewegen, andererseits aber wird er gerade dadurch leichter verleitet, sich gehen zu lassen, und gelegentlich Handlungen begehen, die ein besseres Sehvermögen beweisen.

***

Werfen wir zum Schluß noch einen Rückblick auf alle die zahlreichen aufgezählten Entlarvungsmethoden der verschiedensten Art, so unterliegt es wohl keinem Zweifel, daß die Unglücklichen, die ihr Glück in der Simulation von Blindheit oder Schwachsichtigkeit in irgend welcher Form suchen zu sollen glauben, an ein für sie aussichtsloses Beginnen herangegangen sind.

Die Kenntnis aller dieser Methoden ermöglicht es uns aber nicht nur, etwaige Simulanten zu überführen, sie versetzt uns auch in die Lage, bei etwa auftretenden Zweifeln an den Angaben eines wirklich Schwachsichtigen etc. alsbald oder wenigstens nach einer gewissen Beobachtungszeit sine ira et studio seine Glaubwürdigkeit feststellen zu können, und das ist das versöhnende Moment bei diesem für den Arzt sonst doch etwas weniger erfreulichen Kapitel seiner Wissenschaft.

Literatur-Verzeichnis.

1. **Adler**, Über Wechsel- und Verwechselungssehproben. Bericht über die 25. Versammlung der ophthalmologischen Gesellschaft zu Heidelberg. 1896. Seite 325.
2. **Alexander**, Entlarvung eines Simulanten. München. med. W. 1903. Seite 1236.
3. **André**, Modification pratique apportée à la boîte de Fles. Recueil de mémoires de méd. de chir. et de pharm. mil. 1882. Seite 627.
4. **Armaignac**, Traité élémentaire d'ophthalmoscopie d'optométrie et de réfraction oculaire. Paris 1878.
5. **Astegiano**, Un' aggiunta alla cassetta del Flees. Giornale medico del 1º esercito e della 1ª marina. 1889. Nr. 3. Seite 241.
6. **Baldanza**, Un nuovo mezzo di misura dell' acuita visiva per i sospetti simulatori dell' amaurosi o della amblyopia monoculari. Giornale med. del regio esercito. 1897. Nr. 4. Seite 376.
7. **Baroffio**, Diagnosi medico-legale militare della amaurosi e dell' amblyopia monoculare. Giornale med. del 1º esercito e della 1ª marina. Nr. 8. Seite 897.
8. **Barthélémy**, L'examen de la vision devant les conseils de révision et de réforme. Paris. 1889. S. auch Arch. de méd. de chir. et de pharm. mil. 1889. XIII. Seite 316.
9. **Barthélémy**, E., Amblyopie double simulée, procédé pour la déjouer et mesurer l'acuité visuelle. Archives de med. de chir. et de pharm. mil. 1894. Band XXIII. p. 285.
10. **Bastier**, Examen de la vision pour le service de la marine. Thèse de Montpellier. 1888.
11. **Baudry**, Un procédé facile de produire la diplopie à l'aide du prisme simple. Son application à la recherche de la simulation de la cécité unilaterale. Archiv. d'ophthalm. 1897. XVII. Seite 550.

Revue générale d'ophthalm. 1897. Seite 433. Wiener klinische Wochenschrift. 1897. Nr. 41. Wjestnik ophth. 1897. XIV. Seite 530.

12. Derselbe, Simulation de l'amaurose et de l'amblyopie. Lille 1898.

13. B e a u r a i s , Un cas de simulation d'amblyopie (d'amaurose) double. Bull. méd. 1896. (Mai.)

14. B e c k e r , F., Ein Apparat zur Sehschärfenbestimmung mit beweglichen Lesezeichen. Centralblatt für Augenheilkunde. 1891. (Juni.) Seite 171.

15. Derselbe, Über absolute und relative Sehschärfe bei verschiedenen Formen von Amblyopie. Zehender's klin. Monatsblätter. 1891. Seite 404—423.

16. B e l o w , Zur Bestimmung der Sehschärfe bei zum Militär Einberufenen, die der Simulation von Amblyopie verdächtig sind. Wjestnik ophthalm. 1889. VI, 2. Seite 12.

17. Derselbe, Briefliche Antwort auf den Artikel von Dr. Lawrentjew: Zur Bestimmung von Simulation der Abnahme der Sehschärfe bei Rekruten. Wjestnik ophthalm. 1890. VII. Seite 66.

18. B e n z l e r , Simulation einseitiger Blindheit. Deutsche militärärztliche Zeitschrift. 1892. Heft 1. Seite 24.

19. B e r t e l é , Note sur une modification à la boîte de Fles. Recueil de méd. mil. 1880. Seite 297.

20. B e r t h o l d , Ein neues Verfahren, die Simulation monokulärer Blindheit zu ermitteln. Zehenders klinische Monatsblätter. 1869. S. 300.

21. B e r t i n - S a n s , Nouvel optoscope pour déjouer la simulation de l'amblyopie et de la cécité monoculaires. Annales d'hygiène et de méd. légale. 1885. Seite 340.

22. B o i s s e a u , Des maladies simulées et des moyens de les reconnaître. 1870.

23. B o u c h a r d , Boite pour déterminer l'acuité vraie d'un simulateur. L'Ophth. provinc. 1905. Seite 34.

24. B o u d o n , Note sur quelques moyens pratiques destinés à reconnaître l'amaurose et l'amblyopie simulés. Recueil d'ophthalmologie. 1877. Seite 278.

25. B r a v a i s , Simulation de l'amaurose unilatérale. Nouvelle forme donnée à l'épreuve par les verres colorées de Snellen.— Bull. et mém. de la société franc. d'ophthalm. p. 166. Paris 1884.

26. B u r c h a r d t , M a x , Praktische Diagnostik der Simulationen etc. 3. Auflage. Berlin 1894. S. auch L.-V. Nr. 113.

27. B u r g l , Über Augenuntersuchungen bei der Rekrutierung und einen neuen Apparat hierzu. Deutsche militärärztliche Zeitschrift. 1879. Heft 12. Seite 591.

28. C a r l , Ein Apparat zur Prüfung der Sehschärfe. Archiv für Augenheilkunde. 1891. Bd. XXIV. Seite 41.

29. C h a u v e l , Diagnostic de l'amblyopie unilatérale simulée. Archiv de méd. mil. 1885. (August.) Seite 129. Recueil d'ophthalmologie. 1886. Seite 225.

30. C h o d i n , Über die Entdeckung der Simulation der Blindheit und Amblyopie. Militär. med. Journal. 1878. (Februar.) Rußland.

31. C o r o n a t , Procédé destiné à découvrir la simulation de l'amaurose
    unilatérale. Province médicale. 1893. (Oktober.)

32. C u i g n e t , Moyens de constation de l'amblyopie ou de l'amaurose
    d'un ocil. Recueil de mém. de méd. chir. et pharm. mil. 1870.
    (April.) Scite 320—329.

33. D a h l f e l d , Stereoskopische Bilder für Schielende.

34. D é l a y-, Des principaux moyens de reconnaître la simulation de
    l'amaurose unilatérale. Thèse (Dissertation) de Montpellier. 1887.

35. D r i v e r , Beitrag zur Entdeckung simulierter einseitiger Amaurose.
    Berlin. klin. Wochenschrift. 1872. Nr. 12. Seite 143.

36. E l l i o t , Vafiadi's instrument for deteing feigned amblyopia. Ophthalmi
    Rev. 1903. p. 176.

37. F a l l o t , Untersuchung und Enthüllung der simulierten und ver-
    heimlichten Krankheiten. Brüssel 1836. Übersetzt und bearbeitet
    von Fleck. Weimar 1841.

38. F l c s - Utrecht, Moyen de reconnaître la simulation de l'amaurose
    ou de l'amblyopie monoculaire. Archives belges de médécine mil-
    1860. Bd. XXV. Seite 170.

39. F r i d e n b e r g , The detection of simulated monocular blindness.
    The ophthalmic record. January 1899. Seite 10—15.

40. F r o e l i c h , C o n r a d , Prismen und erheuchelte einseitige Blind-
    heit. Zehender's klinische Monatsblätter. 1895. (August.) Seite 263.

41. F r o c l i c h , H., Vortäuschung von Krankheiten. Verlag von Nau-
    mann, Leipzig.

42. F r o e l i c h , L o u i s , Des procédés modernes pour reconnaître la
    simulation de la cécité ou de la faiblesse visuelle. Revue médicale
    de la suisse romande. 1891. (December.) Nr. 12.

43. F r o i d b i s e , Note sur l'examen des miliciens au point de vue de
    la simulation de l'amblyopie monoculaire. Archiv. méd. belges.

44. G a l e z o w s k i , Sur un nouveau signe d'amaurose monoculaire
    simulée. Recueil d'ophthalmologie. 1876. Seite 199—201.

45. Derselbe, Des affections ocul. simulées. Gaz. des Hop. 1877. Nr. 29
    und 30.

46. G a l e z o w s k i , Traité des maladies des yeux. Paris 1886.

47. G r a e f e , A. v., Über ein einfaches Mittel, Simulation einseitiger
    Amaurose zu entdecken, nebst Bemerkungen über die Pupillar-
    reaktion der Erblindeten. Graefe's Archiv für Ophthalmologie.
    1855. Band II. Heft I. Seite 266.

48. G r a e f e , A l f r e d , Simulation einseitiger Amaurose. Zehender's
    klinische Monatsblätter. 1867. Seite 53 u. ff.

49. Derselbe, Eine Methode, simulierte einseitige Amblyopie resp. den
    Grad der Übertreibung festzustellen. Zehender's klinische Monats-
    blätter. 1873. Scite 481—483.

50. Derselbe, Notiz zu dem Prismenversuch behufs Nachweises der
    Simulation einseitiger Amaurose. Zehender's klinische Monatsblätter.
    1892. Seite 60.

51. G r a e f e - S a e m i s c h , Handbuch der gesamten Augenheilkunde.
    2. Auflage.

52. G r o e n o u w , Über einige Mittel zur Entlarvung simulierter Schwachsichtigkeit. Monatsschrift für Unfallheilkunde. 1894. (Juni.) Nr. 6. Seite 167.

53. G u i l l e r y , Begriff und Messung der zentralen Sehschärfe. Archiv für Augenheilkunde. 1897. XXXV. Seite 35.

54. H a a b , Simulation von Blindheit oder Schlechtsehen und der Nachweis derselben. Vortrag. Correspondenzblatt für Schweizer Ärzte. 1885. Nr. 19.

55. H a m a n n , Fall von erheuchelter einseitiger Blindheit. Deutsche militärärztliche Zeitschrift. 1895. Heft 8 u. 9. Seite 378.

56. H a r l a m , A simple test for simulated monocular blindness. Transactions of the Americ. opht. Society. 1882. Seite 400.

57. H a s e l b e r g , v., Tafeln zur Entlarvung der Simulation einseitiger Blindheit und Schwachsichtigkeit. (Arch. f. Aug. XLIII. Seite 215.) Wiesbaden 1901. Bergmann.

58. H a u p t , Simulation einseitiger Amaurose. Friedreich's Blätter für gerichtliche Medicin. 1887. Heft VI. Seite 433.

59. H e d d a e u s , Die Pupillarreaktion auf Licht, ihre Prüfung, Messung und klinische Bedeutung. 1886. Verlag von Bergmann, Wiesbaden.

60. Derselbe, Reflexempfindlichkeit, Reflextaubheit und reflektorische Pupillenstarre. Berliner klin. Wochenschrift. 1888 (April). Nr. 17 und 18.

61. Derselbe, Über Pupillarreaktion. Bericht über den VII. internat. ophth. Kongreß zu Heidelberg. 1888. Seite 456.

62. Derselbe, Eine Bemerkung zur Pupillarreaktion. Zehender's klinische Monatsblätter. 1888. Seite 410.

63. Derselbe, Über Prüfung und Deutung der Pupillensymptome. Archiv für Augenheilkunde. 1889. XX. Seite 46.

64. Derselbe, Über reflektorische Pupillenstarre. Zentralblatt für Nervenheilkunde etc. 1889. Nr. 3.

65. Derselbe, Über Prüfung und Deutung der Pupillensymptome. Zentralblatt für Nervenheilkunde, Psychiatrie etc. 1899 (August). Nr. 15. Seite 450.

66. Derselbe, Der Haab'sche Hirnrindenreflex der Pupille in seiner Beziehung zur hemianopischen Pupillenreaktion. Archiv für Augenheilkunde. 1896. XXXII. Seite 88.

67. H e l l e r , Simulationen und ihre Behandlung. 1890. Leipzig, Verlag von Abel.

68. H e l m b o l d , Über Simulation. Zehender's klin. Monatsblätter. 1896. Seite 217—218.

69. H e r t e r , Entlarvung der Simulation von Sehstörungen. Deutsche militärärztliche Zeitschrift. 1878. Heft 9 u. 10.

70. Derselbe, Zur Entlarvung der Simulation einseitiger Amaurose und Amblyopie. Zehender's klin. Monatsblätter. 1878. Seite 385—393 und Deutsche militärärztliche Zeitschrift. 1878. Heft 10.

71. Derselbe, Zur Frage einseitiger Blindheit ohne objektiven Befund. Deutsche militärärztliche Zeitschrift 1894. Heft 9 und 10. Seite 411.

72. H e r z o g . Über den praktischen Nutzen des Wolffberg'schen Apparats zur diagnostischen Verwertung der quantitativen Farbensinnprüfung. Dissertation Königsberg i. Pr. 1887.

73. H ö ß l i n , v., Zum Nachweis der Simulation bei Hysterischen und Unfallkranken. München, med. W. 1902. Seite 1521.

74. H o o r , Zur quantitativen Farbenprüfung des Dr. Wolffberg. Militärarzt. 1887. Nr. 7 u. 8.

75. H o o r , Neue stereoskopische Tafeln zur Konstatierung simulierter monokulärer Amblyopie und Amaurose. Der Militärarzt. Wien, Juni 1889. Heft 11 u. 12.

76. J a k o b , Über simulierte Augenkrankheiten. Dissertation, Kiel. 1888.

77. J a k s o n , College of physicians of Philadelphia, Ophthalmological Section 1898. Jan. 18.

78. l'Instruction ministerielle française sur l'aptitude physique au service militaire. 1877 u. 1894.

79. K a l l i w o d a , Über Simulation von Augenleiden. Feldarzt. 1874. Nr. 1 u. 2.

80. Derselbe, Über Simulation von Augenleiden. Feldarzt. 1875. Nr. 1—8.

81. K n a p p , Die Verwertung der Augenbewegungen zur Diagnose einseitiger Blindheit. Archiv für Augen- und Ohrenheilkunde. 1876. V. Seite 190—195.

82. K r ö g e r , Die Prüfung der Sehschärfe bei Verdacht auf Simulation. St. Petersburger med. Wochenschrift. 1899. Nr. 3. Seite 21.

83. K r o l l , Stereoskopische Leseproben zur Entdeckung der Simulation einseitiger Schwachsichtigkeit oder Blindheit. 2. verbesserte Auflage von R. Perlia. Crefeld (Halfmann) 1901.

84. K u g e l , Eine Methode, in leichter Weise Simulation einseitiger Amaurose und Amblyopie festzustellen. Archiv für Ophthalmologie. 1870. XVI I. Seite 343.

85. Derselbe, Über Diagnose der Simulation von Amaurose und Amblyopie. Wiener med. Wochenschrift. 1889. Heft 6, 7, 8 u. 9.

86. L a w r e n t j e w , Zur Bestimmung von Simulation der Abnahme der Sehschärfe bei Rekruten. Wjestnik ophthalm. VI. Seite 510.

87. L i p p i n c o t t , New test for binocular vision. American ophth. Society. 1891. XXVI. Jahresversammlung.

88. L u c c i o l a , Guida all' esame functionale del occhio. Torino. Tipografia Sabesiana. 1896.

89. M a g n a n i , Entlarvung einseitiger Simulation, Arch. di Ottilmol VIII. p. 355. (1901.)

90. M a r é c h a l , Note sur une modification à la boite de Fles. Recueil de mém. de méd. de chir. et de phar. mil. 1879. Seite 437—41.

91. M a r t i n . Note sur un moyen de reconnaître et de mesurer l'amblyopie unilatérale. Recueil de mémoires de méd. de chir. et de pharm. milit. 1878. Seite 307—310.

92. M i c h a u d , Procédé pour reconnaître la simulation de l'amaurose et de l'amblyopie monoculaire devant les conseils de révision. Archives de méd. de chir. et de pharm. mil. 1888. XI. Seite 264.

93. M i l l e r , Über Entlarvung einseitiger Blindheit. Roth'scher Jahresbericht. 1885.

94. M i n o r , Simulation of monocular Amblyopia. Arch. ophth. 1894. XXII. 4. Seite 493.

95. M o n o y e r , Note sur trois nouveaux moyens de découvrir la simulation de l'amaurose et de unilatérales. Gaz. hebd. de méd. et de chirurgie 1876. Nr. 25. Seite 388—390.

96. N i c a t i , Amaurose et amblyopie unilatérales, épreuve de simulation Arch. d'Ophth. T. XXIV. p. 65. 1904.

97. N i e d e n , A. Über Simulation von Augenleiden und die Mittel ihrer Entdeckung. Festschrift zur Feier des 25jährigen Jubiläums der ärztlichen Vereine des Regierungsbezirks Arnsberg. 1893. Wiesbaden, Verlag von Bergmann.

98. O h l e m a n n , Über Aggravation von Augenverletzungen. Zeitschrift für Medizinalbeamte 1893 (Oktober). Nr. 20, Seite 493—501.

99. Derselbe, Zur Aggravation von Amblyopie. Zeitschrift für Medizinalbeamte 1893 (Dez.) Nr. 23. Seite 584.

100. Derselbe, Kasuistische Beiträge zur Simulationsfrage. Ärztliche Sachverständigen Zeitschrift 1895 (März). Nr. 6. Seite 65.

101. P e l t z e r , Über Optometer und militärärztliche Augenuntersuchungen beim Ersatzgeschäft. Deutsche militärärztliche Zeitschrift 1879. Heft 12. Seite 604.

102. P e r l i a, s. L. V. Nr. 77.

103. P e r r i n , De l'examen de la vision devant les conseils de révision. Recueil de mémoires de méd. etc. milit. 1877. Seite 1—18.

104. P f a l z , Über den Einfluß des Astigmatismus auf das Sehvermögen. Deutsche militärärztliche Zeitschrift 1899. Heft 2.

105. P o l i g n a n i . Apparecchio fotoskopico per l'espermente di Kugel nella simul. di amblyopia ed amaur. monocul. Rev. générale d'Ophthalm. 1904. p 403.

106. R a b l - R ü c k h a r d t , Über die Anwendung des Stereoskops bei Simulation einseitiger Blindheit. Deutsche militärärztliche Zeitschrift 1874. Heft 1.

107. Derselbe. „Nachtrag zu vorstehendem Aufsatz". Deutsche militärärztliche Zeitschrift 1874. Heft 3. Seite 172—173.

108. Derselbe, Über Vortäuschung von Blindheit. Vierteljahrsschrift für gerichtliche Medizin 1876. Neue Folge. XXIV. Band. 1. Heft.

109. Derselbe, Zur Entlarvung der Simulation einseitiger Blindheit durch das Stereoskop. Berlin. Klin. Wochenschrift 1884 (Februar). Nr. 6. Seite 83.

110. R o s a n o w , Zur Diagnose der simulierten einseitigen Amaurose und Amblyopie. Wjestnik opht. 1889. VI. Seite 130.

111. R o t h , A., Vortrag auf der 68. Versammlung deutscher Naturforscher und Ärzte. Frankfurt a. M. 1896 (s. diesbezüglichen Bericht).

112. Derselbe, Die Krankheiten des Sehorgans. Handbuch der Militär-krankheiten von Düms. Verlag von Georgi. 1900.

113. Derselbe, Das Stereoskop und die Simulation einseitiger Sehstörun-gen. 4. Aufl. von M. Burchardts Prakt. Diagnostik der Simula-tionen. Berlin. 1902. O. Enslin.

114. Derselbe, Die Augen eines vollständigen jüngsten Jahrgangs von 1527 Militärpflichtigen. Deutsche Militärärztliche Zeitschrift 1905. Nr. 4.

115. Derselbe, Verwechselungssehproben. Leipzig. 1906. G. Thieme.

116. Ruete, Der Augenspiegel und der Optometer. Göttingen 1852.

117. Rydel, Über die Eruierung simulierter Blindheit und Schwach-sichtigkeit. Feldarzt 1879. 11—13.

118. Derselbe, Von den Mitteln, die Simulation der Amblyopie und Amaurose festzustellen (polnisch). Przegl. lekars. 1879.

119. Schenkl, Über Simulation der einseitigen Blindheit. Ärztliches Korrespondenzblatt. Prag 1875 (Juli). Nr. 28. Seite 205.

120. Schmeichler, Sehschwäche ohne erklärenden Spiegelbefund. Der Militärarzt 1888. Nr. 4 und 5, desgl. 1895, Nr. 7 und 8.

121. Derselbe, Beiträge zu den Sehfehlern der Soldaten. Der Militärarzt 1888. Nr. 4, 5, 6 und 7.

121a. Derselbe, Über Entlarvung einseitiger simulierter Sehschwäche. Wiener Kl. W. 1905. Nr. 46.

122. Schmidt-Rimpler, Notiz für Untersuchung auf Simulation von Blindheit. Berliner klin. Wochenschrift 1871. Seite 526—527.

123. Derselbe, Einige Bemerkungen zu dem Vortrage Burchardt's „Über den Einfluß, den Sehschwäche und Kurzsichtigkeit auf die Militär-diensttauglichkeit haben". Deutsche militärärztliche Zeitschrift 1874. Heft 1. Seite 16.

124. Derselbe, Zur Erkennung von Simulation von Blindheit. Zehender's klinische Monatsblätter 1876. Seite 176.

125. Derselbe, Zur Simulation konzentrischer Gesichtsfeldeinengungen mit Berücksichtigung der traumatischen Neurosen. Deutsche med. Wochenschrift 1892 (Juni). Nr. 24. Seite 561.

126. Derselbe, Bemerkungen zu simulierter und wirklicher Sehschwäche und Gesichtsfeldeinengung. Festschrift zur 100jährigen Stiftungs-feier des Friedrich Wilhelm-Instituts 1895.

126a. Schmitz, Simulationsprobe unter Benutzung der Spiegelschrift. Wochenschrift für Therapie und Hygiene des Auges. 22. 2. 1900. Nr. 21. Zeitschrift für Augenheilkunde 1900. Heft 4. Seite 361 u.ff.

127. Schroeder, Zur Frage der Aufdeckung der Simulation einseitiger Blindheit. Berliner klinische Wochenschrift 1883 (Oktober). Nr. 44. Seite 678.

128. Segal, Neue Methoden zur Entdeckung der vorgetäuschten Blind-heit und der Aggravation. Medizinskoje obozrenje 1894. LXI, Seite 1155.

129. Derselbe, Zur Frage der Entlarvung einseitiger Blindheit. Wjestnik opht. Nov.-Dez. 1895. Referat in Nagel's Jahresbericht 1895.

130. S e g g e l , Ein doppelröhriges metrisches Optometer. Ärztliches Intelligenzblatt, München 1882. Nr. 7 und 8.
131. Derselbe, Über die Prüfung des Licht- und quantitativen Farbensinnes und ihre Verwertung für die Untersuchung des Sehvermögens der Rekruten. Archiv für Augenheilkunde 1888. XVIII. Seite 303.
132. S e e l i g m ü l l e r , Erfahrungen und Gedanken zur Frage der Simulation bei Unfallverletzten. Deutsche medizin. Wochenschrift 1890. Nr. 43 und 44.
133. S i m i , Contribuzione allo studio delle malattie simulate protestate ecc. Boll d'ocul 1893. XV. Nr. 17.
134. S n e l l e n , Entdeckung von Simulation einseitiger Blindheit. Zehender's klin. Monatsblätter 1877. Seite 303.
135. S p e c h t , Eine kritische Zusammenstellung der Verfahren, durch welche Simulation und Aggravation von Sehstörungen nachgewiesen werden kann. Dissertation Bonn 1891.
136. S t o e b e r , Echelle pour déterminer la simulation de l'amaurose unilatérale etc. Arch. d'ophthalmologie 1883 (Mai-Juni).
137. S w a n z y , Amaurosis simulata utriusque oculi. Medycyn 1883. XI, 3.
138. V a n d e r s t r a e t e n , Des moyens de reconnaître la simulation de l'amaurose et de l'amblyopie. Archives méd. belges. 3. Serie. Bd. 41. 1892. Seite 217—241.
139. V i e u s s e , Amaurose simulée et un moyen de la découvrir à l'aide d'un stéréoscope. Recueil d'ophthalmologie 1875. Seite 248.
140. W a r l o m o n t , Congrès d'ophthalmologie. Compte rendu par W. Paris 1868.
141. W e r n i c k e , Vollständige linksseitige Blindheit ohne jeglichen objektiven Befund. Deutsche militärärztliche Zeitschrift 1894. Heft 5.
142. W i c h e r k i e w i c z , Beitrag zu den Entdeckungsmethoden einseitig simulierter Amblyopie und Amaurose. Zehender's klinische Monatsblätter 1893. Seite 134.
142a. W i c k , Nachtrag zu meinem Referat über Simulation von Blindheit und Schwachsichtigkeit und deren Entlarvung. Zeitschr. f. Aug. (1901) IV, 4.
143. W i l h e l m i , Zur Frage der Aggravation bei Augenverletzungen. Zeitschrift für Medizinalbeamte 1893. Nr. 23.
144. W o l f f b e r g , Diagnostischer Farbenapparat. Breslau 1894. Preuß und Jünger.
145. W u n d t et M o n o y e r , Physique médicale 1884.
146. Z e h e n d e r , Bericht über den internationalen Kongreß zu Paris. Zehender's klin. Monatsblätter 1867.
147. Z i e m , Zur Erkennung aggravierter Augenleiden. Zentralblatt für prakt. Augenheilkunde 1888. Seite 344.

Namen-Register.

(Die Ziffern sind die Seitenzahlen.)

Adler 8.
Alexander 78.
André 68.
Arlt 83.
Armaignac 42, 43, 53, 59.
Asteguiano 60.
Baldanza 57.
Baroffio 28, 76.
Barthélémy 11, 12, 13, 73, 82.
Bastier 24, 32, 33, 35.
Baudry 24, 31, 32, 34, 38, 39, 40, 78, 81.
Becker 8, 9.
Below 9.
Bertélé 67.
Berthold 24, 42, 43.
Bertin-Sans 60.
Bonalumi 66, 67, 69.
Bouchard 12.
Boudon 57.
Bravais 31, 32, 35.
Burchardt 34, 47, 51, 53, 55, 56, 86, 87, 90.
Burgl 9.
Carl 8, 9.
Chauvel 68.
Cohn 12.
Coronat 64.
Cuignet 70, 78, 79.
Dahlfeld 54, 55.
Délay 61, 62.
Driver 70.
Dujardin 31, 35.
Elliot 67.
Fallot 88.
Fles 58, 59.
Fœrster 18.
Frœlich, C. 33, 39, 40, 41, 77.
Frœlich, L. 31, 38, 44.
Friedenberg 34, 65.
Froidbise 73.
Galezowski 38.
Gräfe, Albr. v. 37, 44, 83.
Gräfe, A. 22, 23, 27, 37, 38, 40, 41, 44.
Grœnouw 18, 90.
Haab 55.
Hamann 77.
Haselberg v. 34, 35.
Heddäus 19, 21.
Hegg 54, 55.
Helmbold 11, 12, 13.
Helmholtz 46.
Hering 79.
Herter 26, 43, 61, 62, 63, 64, 81.
Hogg 44.
Hoor 52, 53, 55.
Hößlin v. 15.
Jakson 28, 78, 80.
Javal 64, 69.

Kern-Scholz 9.
Knapp 22, 23.
Kröger 13.
Kroll 54, 55.
Kugel 29, 36, 54, 55, 57.
Kuhnt 52, 75, 80.
Lawrence 44.
Lippingcot 29.
Loiseau 73.
Longmore 44.
Magnani 40.
Marini 73.
Maréchal 59.
Martin 72.
Melskens 68.
Michaud 32, 33, 35.
Miller 43.
Minor 34.
Monoyer 40, 41, 53, 59, 79.
Mullier 33, 35.
Nicati 40.
Nieden 10, 17, 34, 35.
Ohlemann 5, 91.
Peltzer 11, 13,
Peppmüller 44.
Perlia 54, 55.
Perrin 72.
Pfalz 5, 79.
Pflüger 12.
Picha 85.
Polignani 29.
Prato 66.
Rabl-Rückhardt 45, 51, 54, 55, 56, 86, 89.
Rava 30.
René 69.
Roth 5, 8, 13, 14, 41, 46, 52, 63, 92.
Ruete 10.
Schenkl 27, 29, 43, 80.
Schmeichler 5.
Schmidt-Rimpler 15, 16, 53, 55, 57, 85, 87.
Schmitz 65, 66.
Schrœder 53, 54.
Schweigger 78.
Segal 28, 55.
Seggel 9.
Silex 27, 80.
Snellen 8, 30, 43.
Specht 10.
Stöber 31.
Vanderstraeten 34, 35.
Vieusse 52.
Warlomont 44, 79.
Welz 22.
Wicherkiewicz 27, 63.
Wick 92.
Wilhelmi 14.
Wolffberg 5, 7, 8, 17, 91.